尿酸値が高いと怖いのは
激痛の痛風発作だけだと思っていませんか？
痛風発作は氷山の一角。
高尿酸血症が本当に怖いのは
動脈硬化、脳卒中、
心血管疾患《しっかん》、慢性腎臓《じんぞう》病……など
重篤な病気の原因になってしまうことなんです。

はじめまして、東京慈恵会医科大学の細谷龍男《ほそやたつお》です。
私の専門は、腎臓《じんぞう》高血圧内科。
どうして内科の医師が、
痛風の原因といわれる尿酸値について語るのかというと、
尿酸値は腎臓、そして高血圧と深く関連しているからです。
くわしい話は、本編を読んでいただくとして、
私が尿酸にかんする研究を始めたのは、
日本で痛風患者が増えてきたころのことで、もう数十年前になります。
当時、痛風は足やひざ、ひじなどの関節が痛くなるということで、
整形外科の領域と考えられていました。
もしかすると、今でもそう思われている人がいるかもしれません。
ところが、**痛風の患者さんを調べてみると、**

心筋梗塞《こうそく》、脳卒中、慢性腎臓病などの内科的な病気で亡くなる例が多いことがわかりました。
また、痛風の前段階である高尿酸血症になると血圧が高くなり、逆に血圧が高くなると高尿酸血症になる確率が高くなることもわかったのです。

尿酸値が高くなることの体への影響は、痛風だけではない。
これが、内科医である私が尿酸値の研究を始めたきっかけです。
そして、明らかになってきたのは、
尿酸値も、血圧や血糖値と同じように、
体の異変を教えてくれる重要なシグナルだったということです。

血液中の尿酸が7・0㎎を超える状態を、
高尿酸血症と呼びます。
実は、高尿酸血症だけという人は
それほど多くありません。

高尿酸血症の人は、
血圧や血糖値が高かったり、
コレステロールが多かったりなど、
生活習慣病関連の数値も
悪くなっている傾向があります。

高尿酸血症の人は生活習慣病を合併している!?

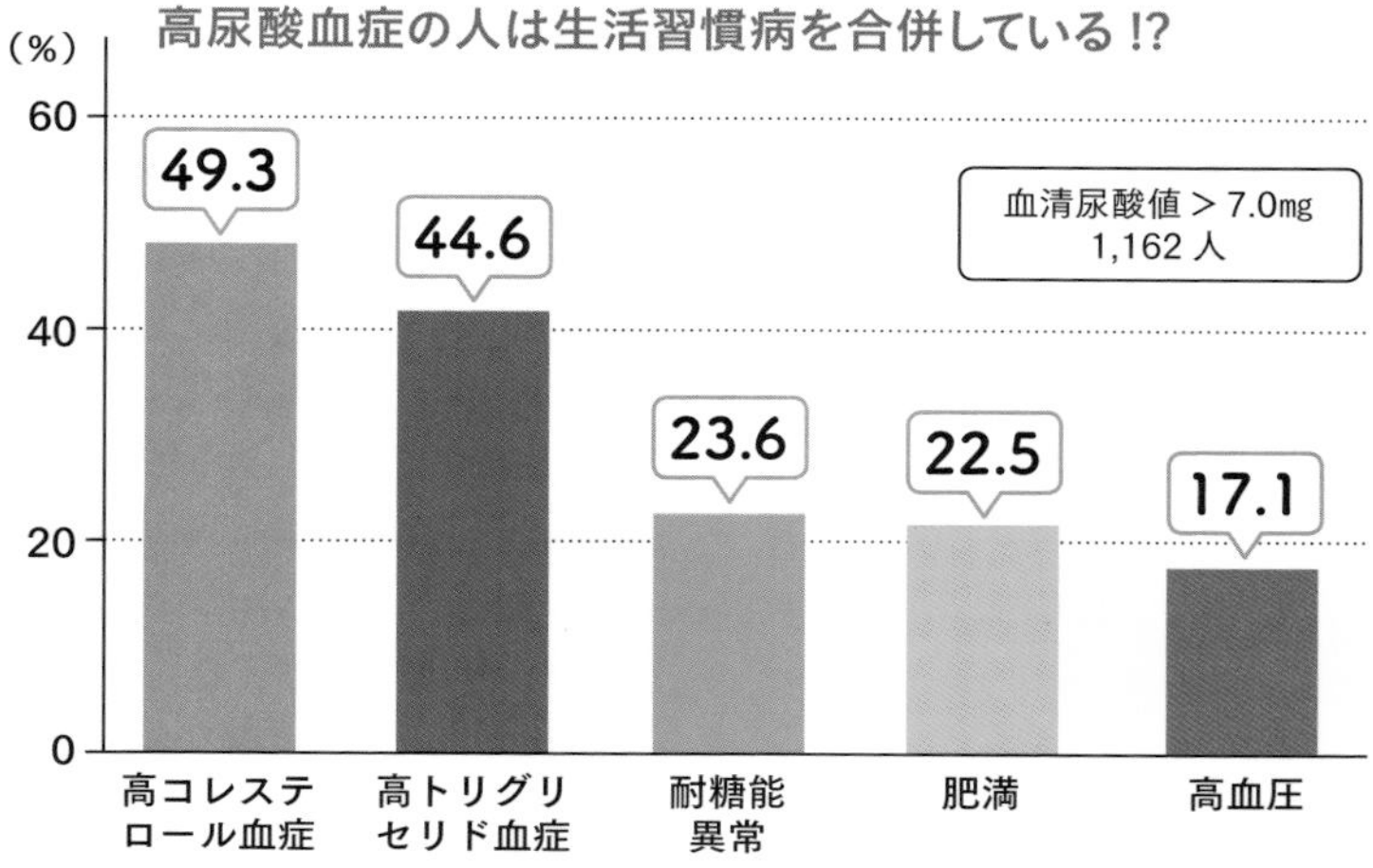

(%)
60
40
20
0
49.3
44.6
23.6
22.5
17.1
血清尿酸値＞7.0㎎
1,162人
高コレステロール血症
高トリグリセリド血症
耐糖能異常
肥満
高血圧

「高尿酸血症患者に認めた各生活習慣病の頻度」
細谷龍男：日内会誌　90：1877-1882,2001よりなぜか？
それは、**尿酸値が高い人の多くは、**
内臓脂肪がたまっているからです。
内臓脂肪は、いわずと知れた「諸悪の根源」。
たまってくると、尿酸値が高くなるだけではなく、
血圧も血糖値も高くなり、悪玉コレステロールも蓄積されます。
内臓脂肪を減らして、尿酸値をコントロールする。
これが、本書で紹介する**「尿酸値リセット」**です。

内臓脂肪を減らす方法には、
食事制限や生活習慣の改善などもありますが、
最も**ストレスなく始められるのが軽い運動**です。

というのは、食べたい物を我慢したり、
長年続けてきた習慣を改めたりするのは、
なかなか大変ですし、続かないからです。

それより、**まずは適度な運動で内臓脂肪を減らすのが大事。**

それが、高尿酸血症や痛風の患者さんを
長年指導してきたコツの１つです。

適度な運動をおすすめするのは、

尿酸値をコントロールすることが目的なら、

かなりゆるい運動でいいからです。

激しすぎると、逆に尿酸値を高めることにもなります。

目標は、今の体重をたった の3%落とすこと。

60kgなら1・8kg、80kgなら2・4kg。

最初はこれで十分です。

まず体重を3%落としていけば、

尿酸値はゆるやかに下がりはじめ、

やがて安定するようになります。

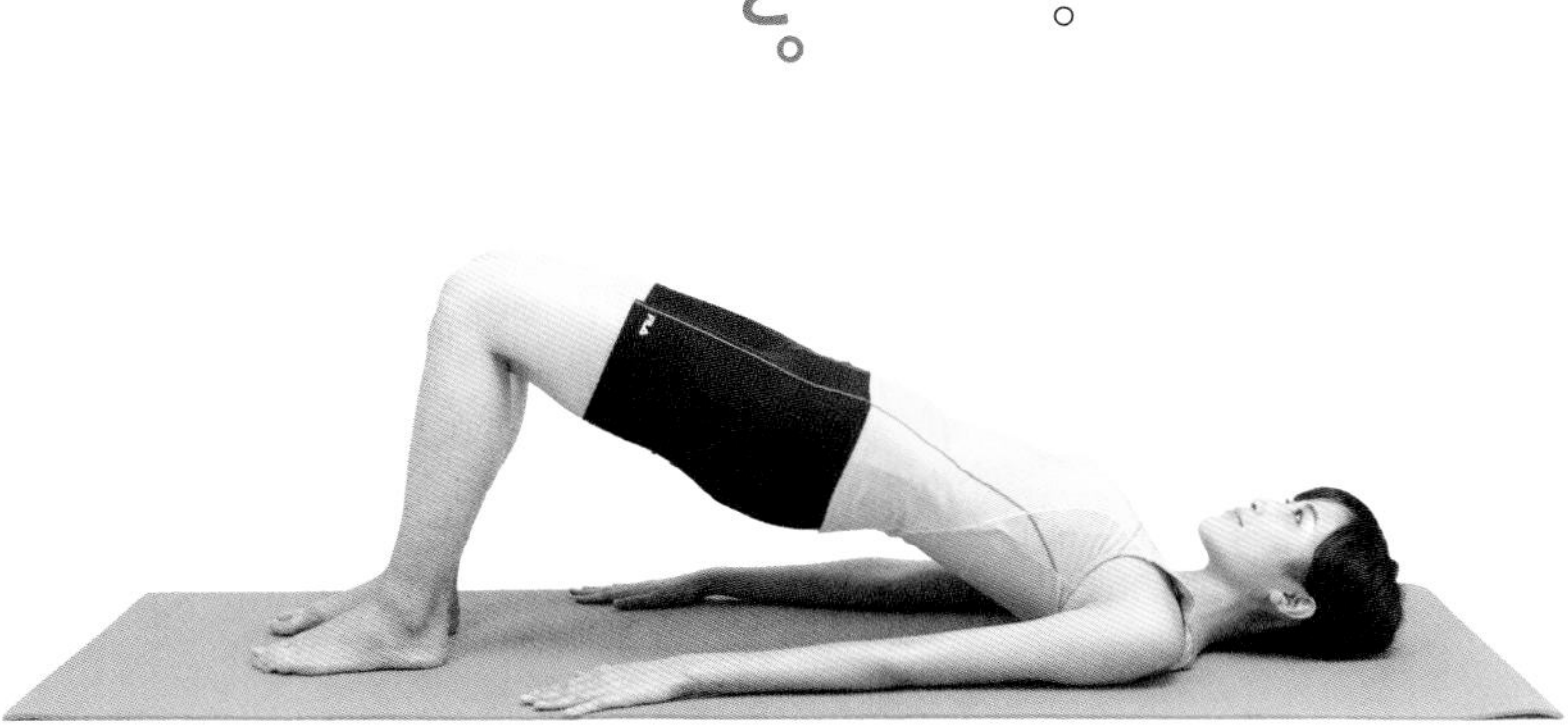

「尿酸値リセット」で紹介する運動のテーマは4つ。

①副交感神経を優位にして
痛風発作を防ぎ体幹も鍛える **「尿酸値リセット呼吸」**
②基礎代謝を上げ内臓脂肪の燃焼を促す **「尿酸値リセット筋トレ」**
③尿酸値を上げずに内臓脂肪を効率よく燃焼させる
「尿酸値リセット足踏み」
④尿酸値低下体質をつくる **「尿酸値リセットストレッチ」**

それぞれのテーマで数種類の運動を紹介しますが、
すべてを行う必要はなく、
できるもの、好きなもの、
続けられそうなものを選んで実践してみてください。

例えば、
「尿酸値リセット呼吸」で紹介するのは……。

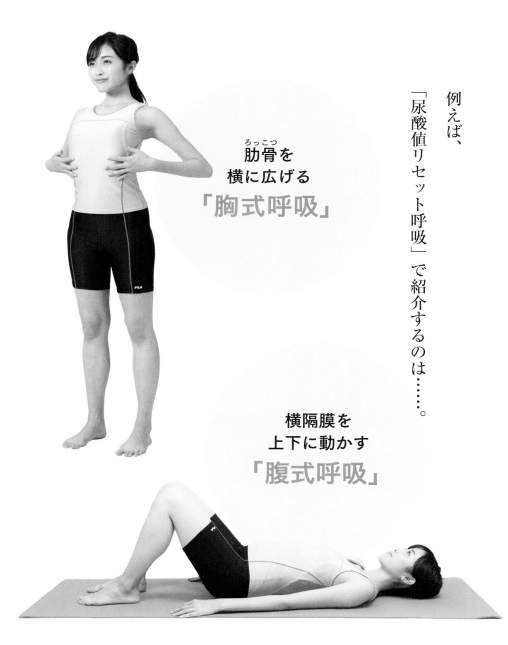

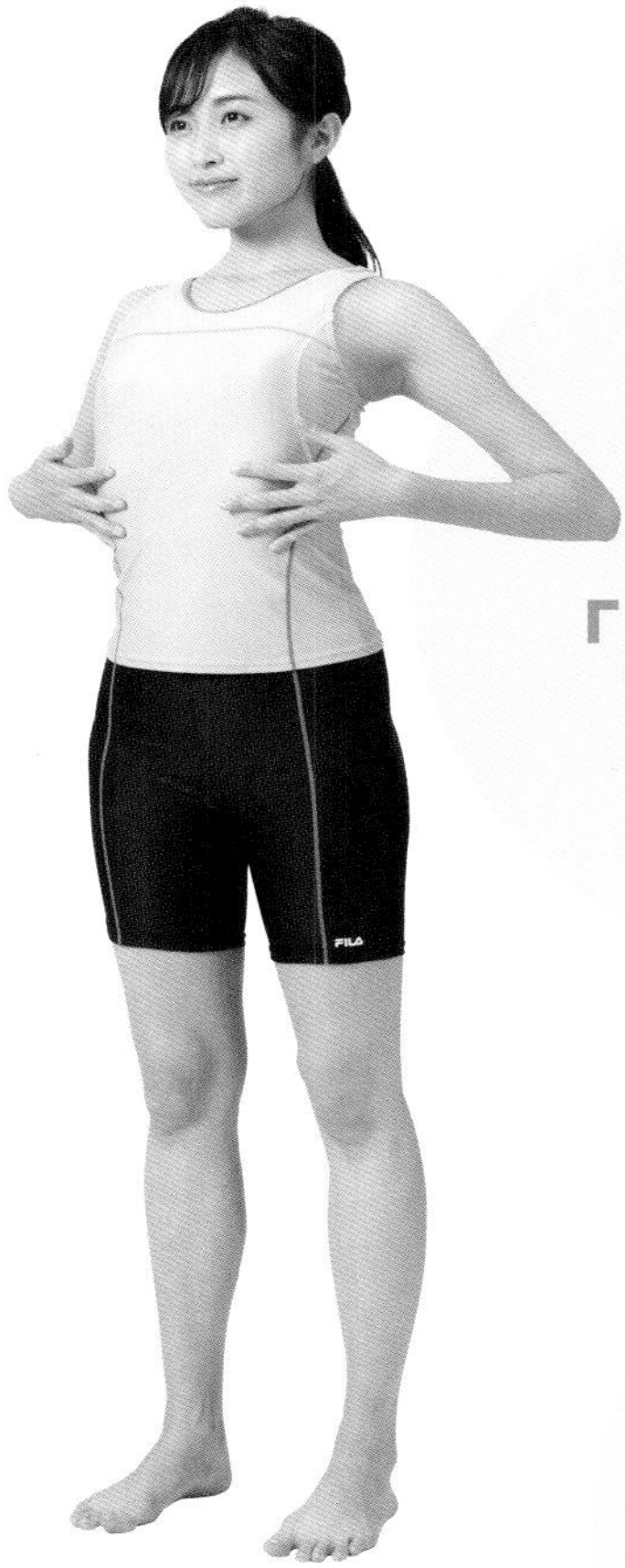

肋骨《ろっこつ》を
横に広げる
「胸式呼吸」

横隔膜を
上下に動かす
「腹式呼吸」

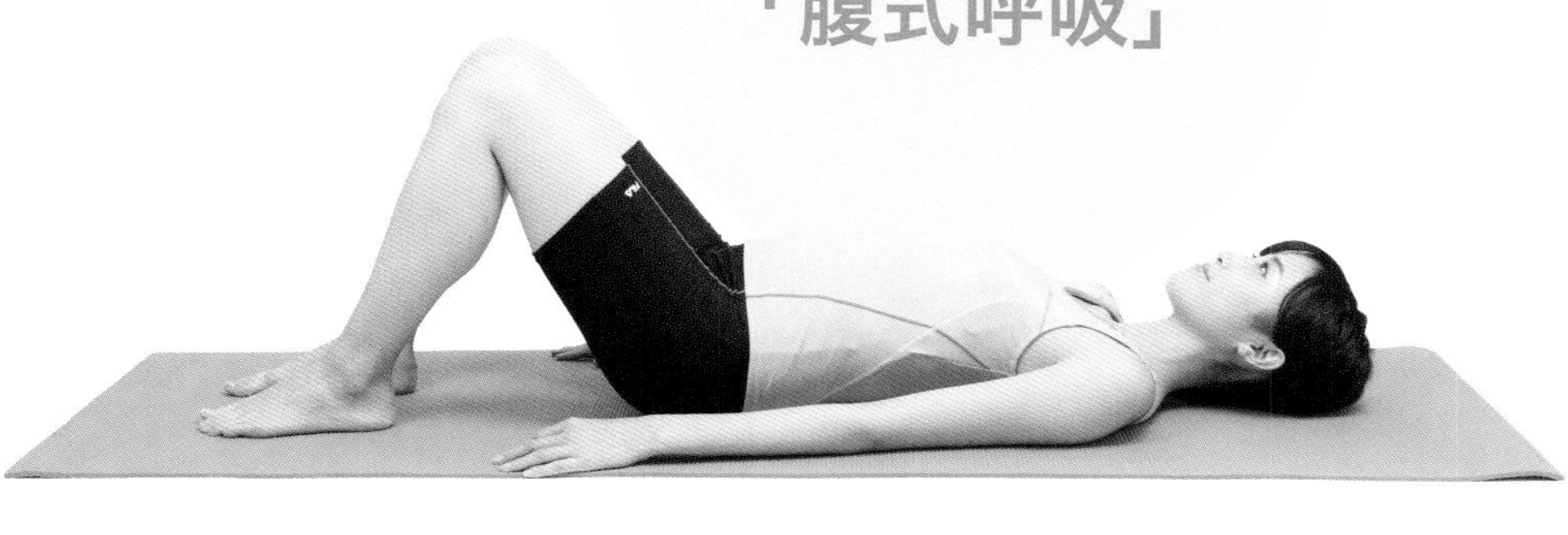

※詳細は66ページ～

例えば、「尿酸値リセット筋トレ」で紹介するのは……。

イスに座って
ひざを伸ばすだけの

「ながら
ひざ伸ばし」

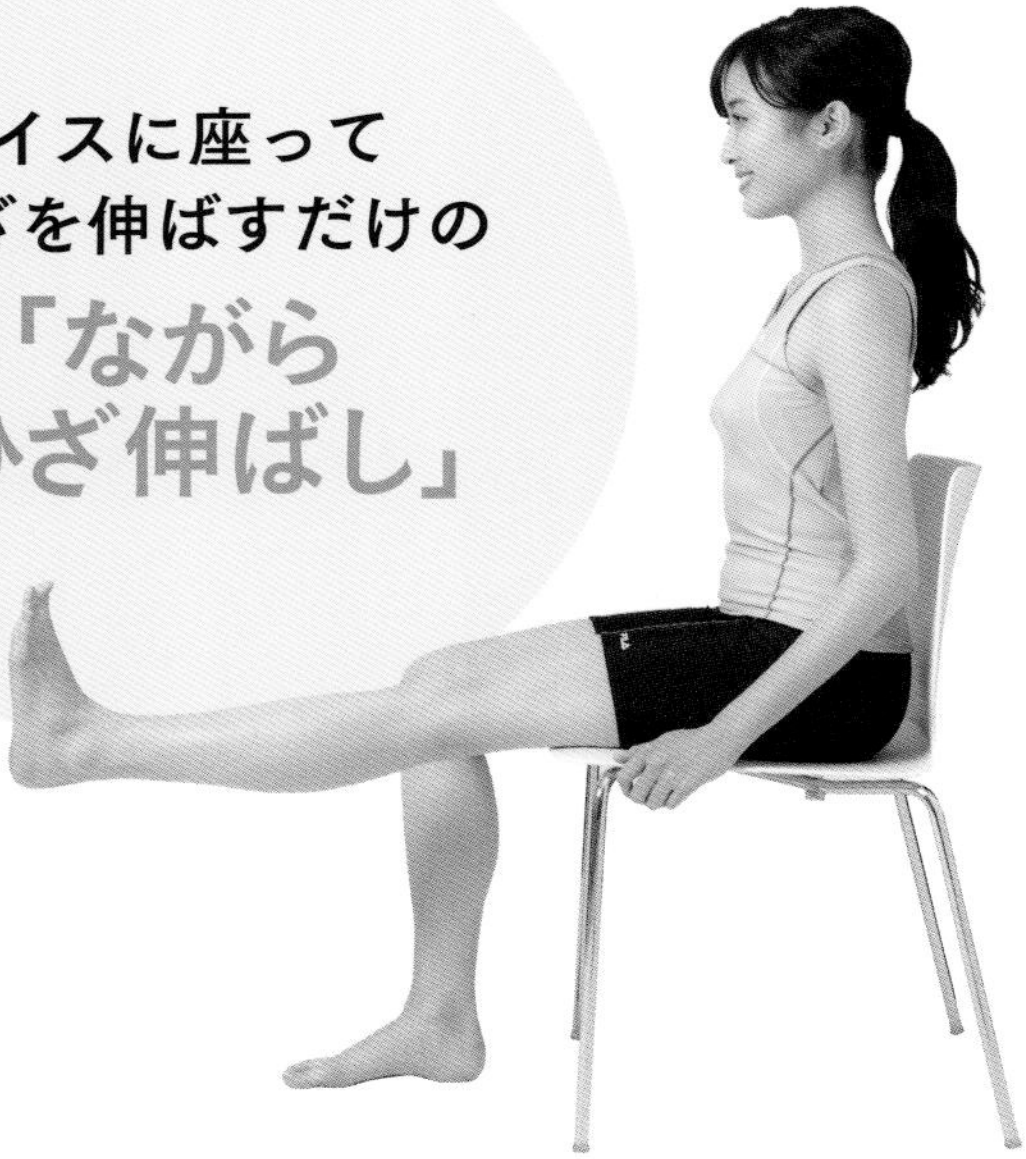

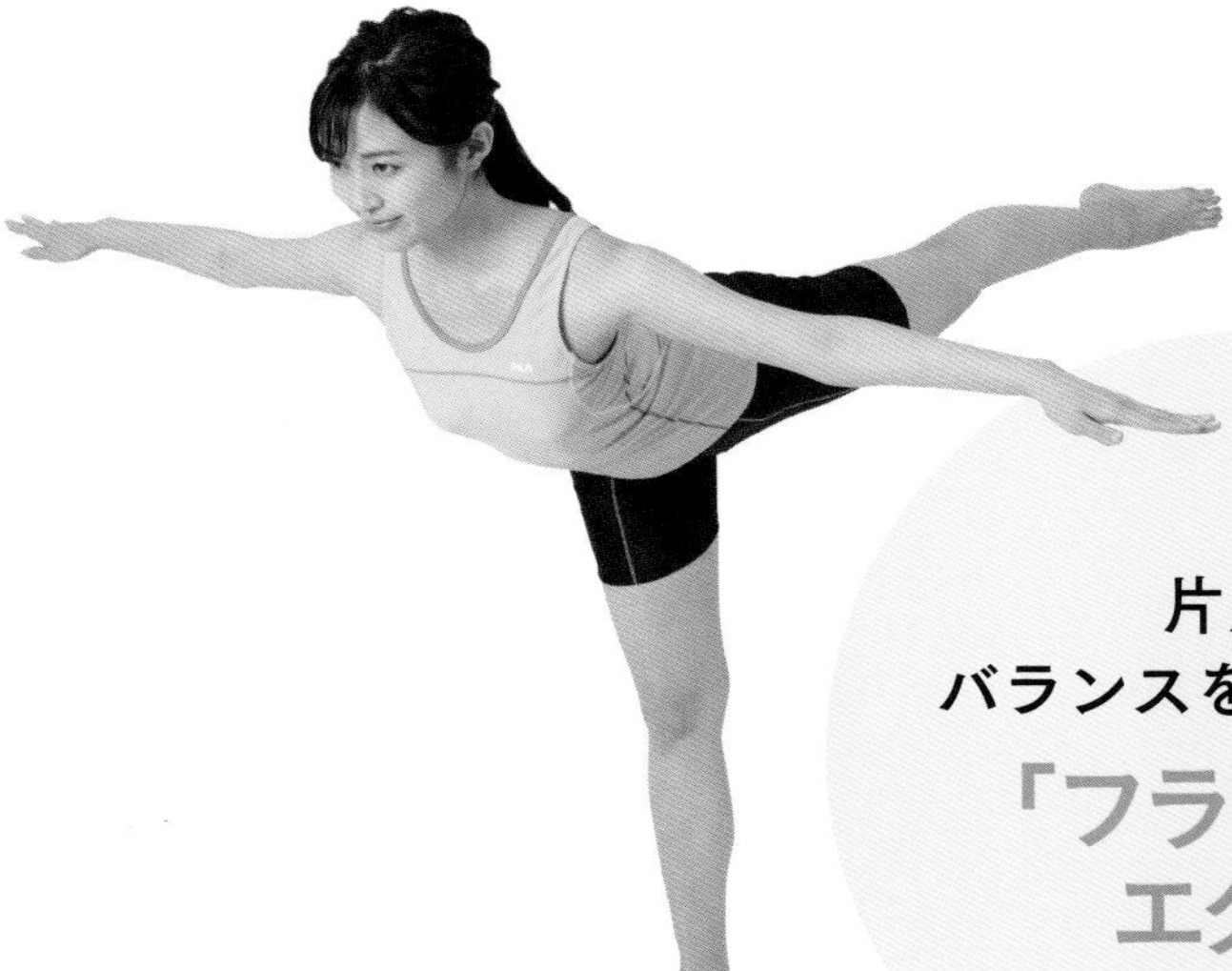

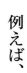

片足で
バランスを取るだけの

「フラミンゴ
エクサ」

※詳細は74ページ～

頑張らないけど、続ける。

これが、「尿酸値リセット」の心得。

続けた人には、**尿酸値が8・2mg→6・7mg、8・4mg→6・9mg……と下がった方々がいます。**

尿酸値が下がるだけではなく、血圧や血糖値も安定してきて、**体のあちこちに現れていた不調が改善してくる**ことになります。

「尿酸値リセット」を続けながら、今までの食生活を無理のない程度に見直し、ちょっとだけ生活を改善しながら行うと、体重は3％どころか、5％、10％と落ちてくるかもしれません。

手軽に始められる「尿酸値リセット」は、尿酸値を下げるだけではなく、生活習慣病を遠ざけ健康寿命をのばす方法なのです。

第1章 高尿酸・痛風は腎不全・動脈硬化の危険性大！ ただの〝ぜいたく病〟なんかじゃない

第2章 体重を3％減らせば、尿酸値が下がりはじめる

第3章

頑張らなくていい。内臓脂肪を減らし、尿酸値を下げる「尿酸値リセット」

第4章

頑張りすぎないのが正解！尿酸値リセット新生活術

第1章

高尿酸・痛風は腎不全・動脈硬化の危険性大！ただの〝ぜいたく病〟なんかじゃない

痛風の激痛は、脳梗塞・心筋梗塞・慢性腎臓病などの警戒シグナル

健康診断で尿酸値が高いと気になってくるのが、「痛風」です。

中高年の男性なら、世間話やお酒の席で痛風の話になったことは一度や二度ではないと思います。痛風を発症した方は、その痛みの激しさをやや誇張ぎみに伝え、まだ発症していない方はその話に耳を傾けながら、尿酸値がどこまで高くなったら危ないのか、どういうときに発症するのかと痛風経験者に質問を投げかけます。

尿酸値といえば痛風。

みなさんもそう思っていませんか？

確かに尿酸値が高くなると、痛風を発症するリスクは高くなります。しかし、高い尿酸値には、もっと怖い健康リスクが潜んでいるのです。それは、**高血圧・糖尿病・腎《じん》障害、さらには脳梗塞《こうそく》や心筋梗塞など**のリスクです。

痛風による激痛は、そのリスクが高くなっていることをわかりやすく教えてくれる警戒シグナルでもあったのです。

そもそも、尿酸値とは何か？

尿酸値とは、血液中に尿酸がどれくらい含まれているかを表す数値です。単位は、血液中に含まれるブドウ糖の量を表す血糖値と同じように、mg／dℓ（ミリグラムパーデシリットル）。※ 健康診断で「尿酸値が高め」と診断されるのは、この数値が7・0mg以上の場合をいい、**7・0mgを超えると「高尿酸血症」という生活習慣病**と認定されます。

血液中に尿酸が増えすぎると、もともと水や血液に溶けにくい性質がある尿酸は、**結晶化し、体のさまざまなところに運ばれて沈着します。**関節に沈着して悪さをするのが、痛風です。

運ばれるのは関節だけではありません。増えすぎた尿酸は腎臓、心臓、大動脈、すい臓、肝臓、小腸、脂肪細胞などのほか、脳や骨格筋などの細胞にも入り込み**臓器障害を起こす可能性がある**ことがわかってきています。

※本書ではmg／dℓは「mg」と表記します。

尿酸値が 7.0mg を超えると痛風リスクが高くなる

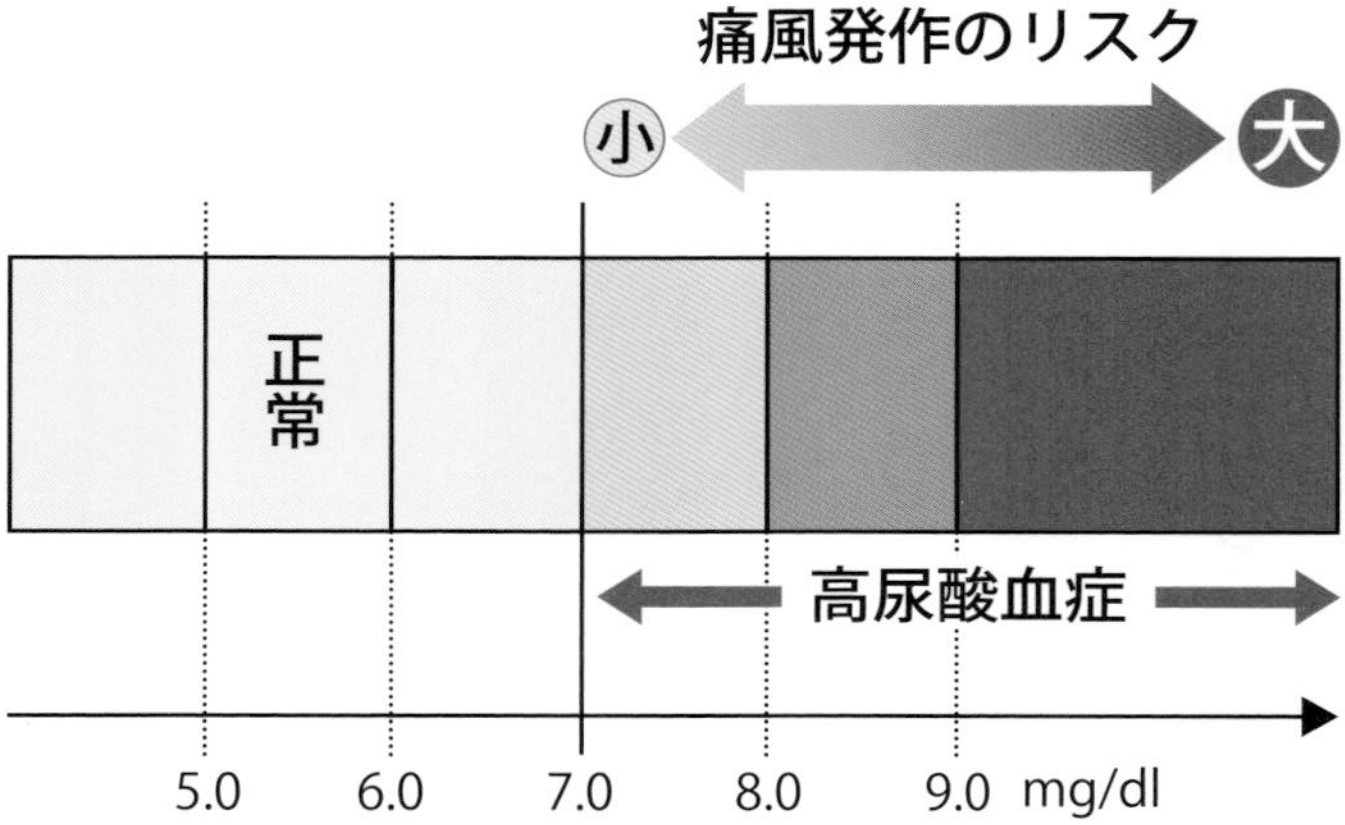
痛風発作のリスク
小
大
正常
高尿酸血症
5.0
6.0
7.0
8.0
9.0
mg/dl

※参考：『高尿酸血症・痛風の治療ガイドライン　第 3 版』（日本痛風・核酸代謝学会　ガイドライン改訂委員会）

増えすぎた尿酸があらゆる臓器に障害を起こす

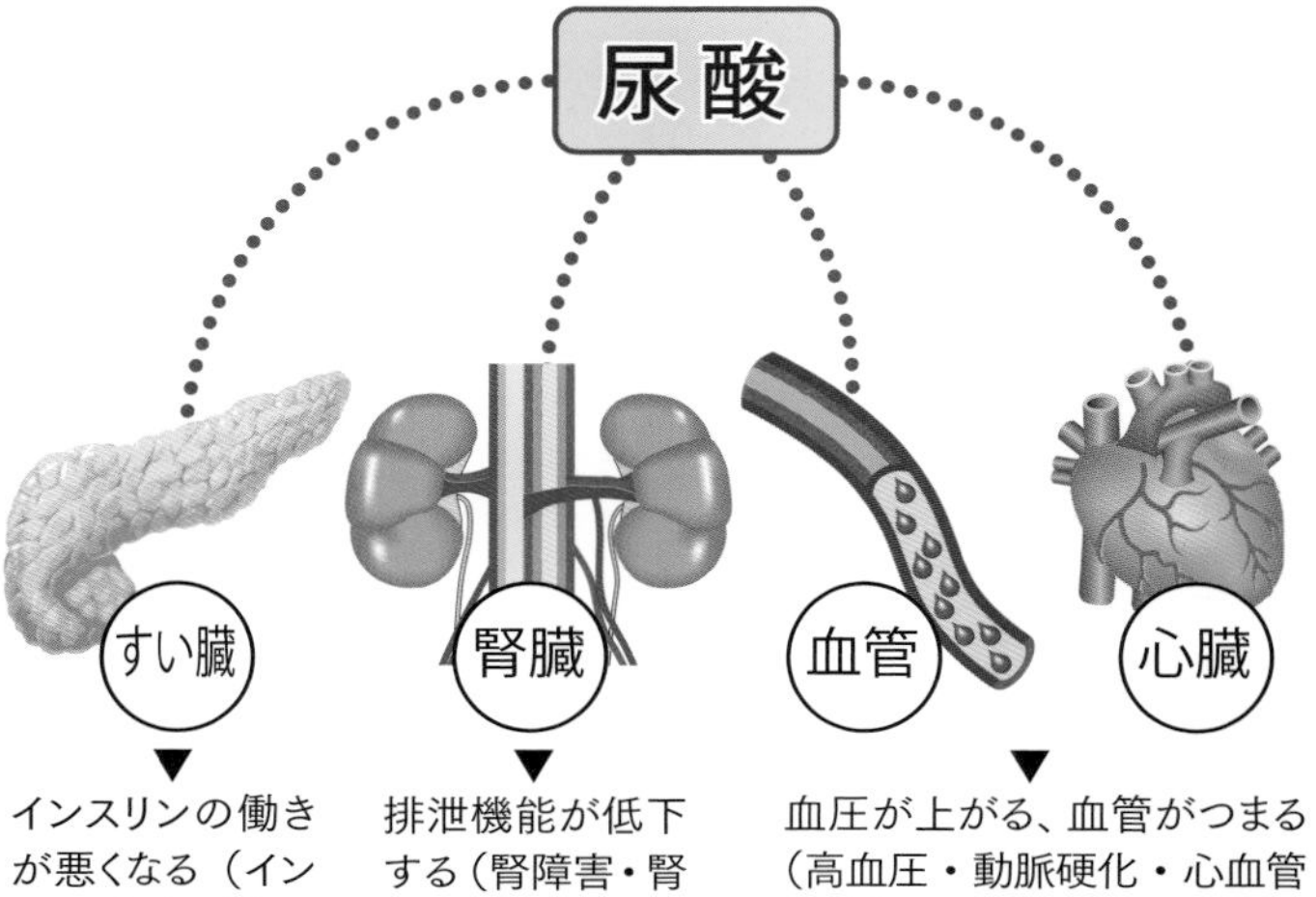
尿酸
すい臓
腎臓
血管
心臓
インスリンの働きが悪くなる（インスリン抵抗性）
排泄機能が低下する（腎障害・腎臓病）
血圧が上がる、血管がつまる（高血圧・動脈硬化・心血管疾患）

激痛がなくてもほうっておくと危ない。高尿酸血症は約1000万人超

痛風より怖いのが、実は、高尿酸血症の段階です。

というのは、痛風は痛みという自覚症状がありますが、高尿酸血症はほとんど自覚症状がないからです。要するに、**知らないうちにさまざまな病気のリスクが進行している**ということなのです。

高尿酸血症で痛風を発症する人は、約１割といわれます。残りの９割は無症状のまま。２０１９年段階で日本の痛風患者数は１２５万４０００人といわれているため、単純計算すると、**約１０００万人が無症状の高尿酸血症**ということになります。

国民全員が健康診断などで尿酸値を測定しているわけではないので、その数はもっと多い可能性があります。

高尿酸血症の方がさまざまな病気のリスクを抱えていることは、高尿酸血症の方の健康状態を調べると明らかになります。尿酸値が高いだけという方は少なく、高コレステロール血症や高トリグリセリド血症（高中性脂肪血症）などの脂質異常、糖尿病予備群といわれる耐糖能異常などが見られます。

高血圧と高尿酸血症との関係は古くから指摘されていて、国内外の研究で高尿酸血症の人は高血圧になりやすいことがわかっています。

また、**高血圧・糖尿病・脂質異常症などの生活習慣病はすべて、高尿酸血症になると合併しやすくなる**という報告もあります。約６０００人の高尿酸血症の方を5年間追跡した調査によると、尿酸値が高いと高血圧になるリスクが１・48倍、糖尿病になるリスクが１・56倍も高くなります。

さらに約5万人を追跡した調査によると、尿酸値が高いと、心房が小刻みに震えて血液をうまく送り出せなくなる「心房細動」が起こりやすいという報告もあります。

高い尿酸値をほうっておくと、自覚症状がなくても危ないのです。

高尿酸血症になると生活習慣病を合併しやすくなる

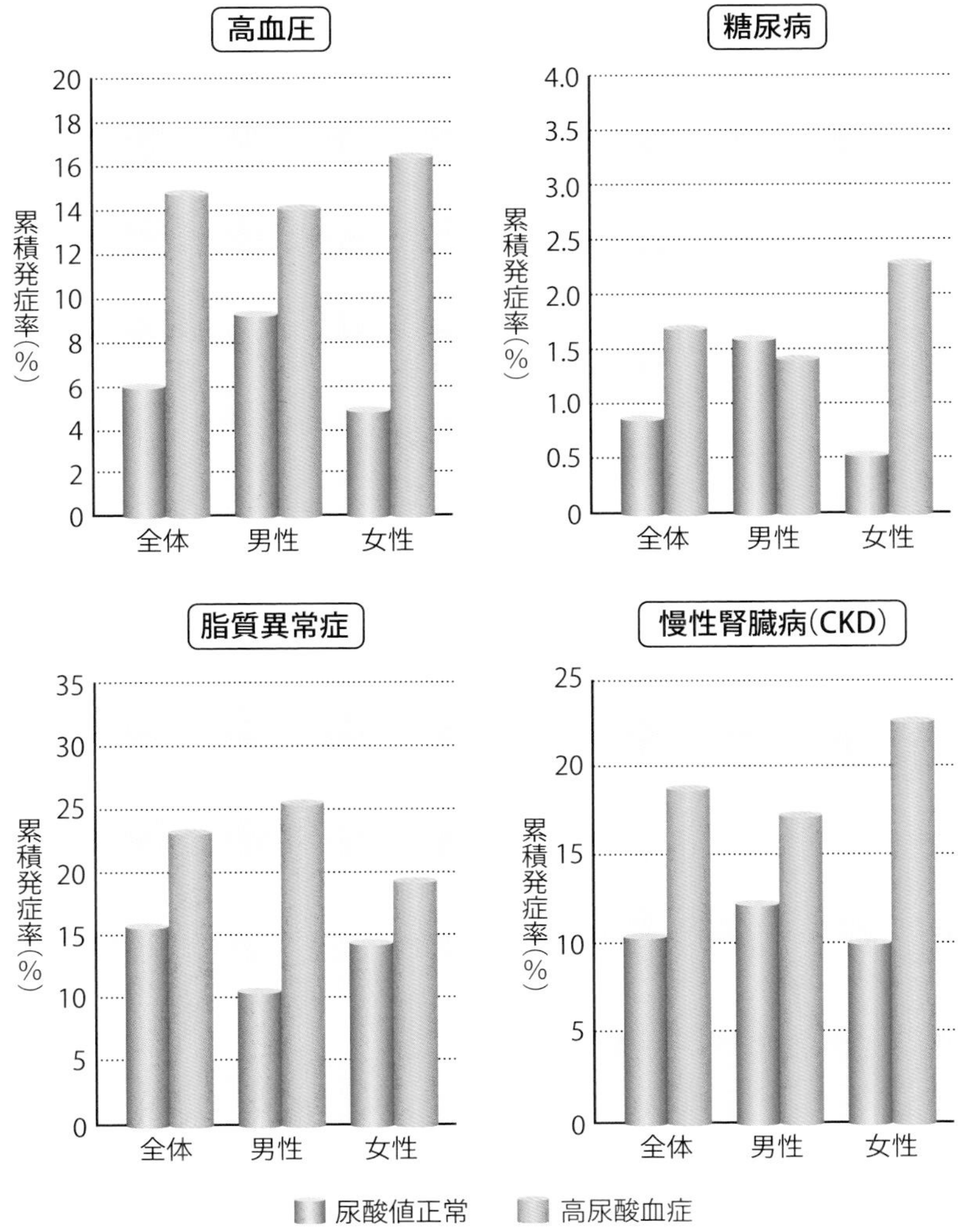

※出典：Hypertension.2017;69(6):1036-1044.

尿酸をつくりすぎても、ため込みすぎても尿酸値は高くなる

尿酸は、体の中でプリン体という物質が分解されることでつくられます。

痛風が気になる方なら、プリン体という名前を聞いたことがあると思いますが、食べ物から取り込まれるプリン体は、実は体内にあるプリン体の約2割。残りの約8割は体の中でつくられています。

そのプリン体から毎日どれくらいの量の尿酸がつくられているのかというと、約700㎎。内訳は、食べ物で取り込んだプリン体から100～150㎎、体内でつくられたプリン体から550～600㎎になります。

つくられただけでは、当たり前ですが尿酸が増えすぎることになるので、私たちの体は、毎日約700㎎の尿酸を尿や便、汗などとともに体の外に排出しています。そして、**常に体内に約1200㎎の尿酸を保つようになっています。**

尿酸はつくられて、尿や便などになって捨てられる

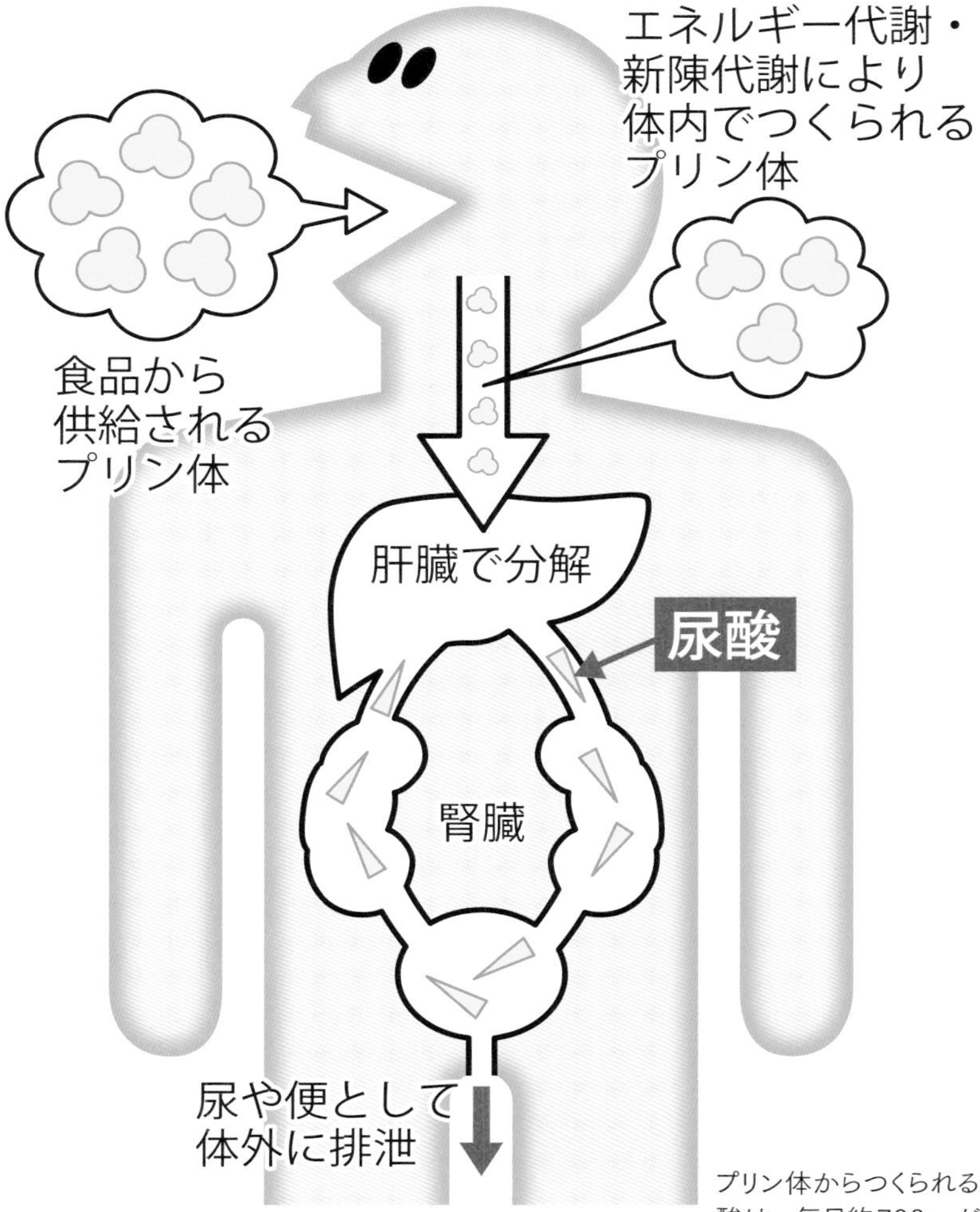
エネルギー代謝・
新陳代謝により
体内でつくられる
プリン体
食品から
供給される
プリン体
肝臓で分解
尿酸
腎臓
尿や便として
体外に排泄

プリン体からつくられる尿酸は、毎日約700㎎がつくられて捨てられる。

ところがなんらかの原因で、つくる量と外に出す量のバランスがくずれ、尿酸をつくりすぎたり、うまく外に排出できなくなったりすると、体内にある尿酸が増えはじめます。

体内にある尿酸の量が約1500〜2000㎎以上になると、尿酸値が上昇しはじめ、やがて尿酸値が7・0㎎を超えて高尿酸血症になるといわれています。

バランスがくずれるパターンは全部で3つです。

1つは、尿酸のつくりすぎ。

排泄《はいせつ》機能が正常でも、体内でつくられる尿酸の量が多くなると、尿酸が過剰になります。日本では、このタイプは高尿酸血症の約1割になります。

2つめは、排泄機能の異常。

つくられる尿酸の量はいつもと変わらなくても、うまく体の外に排出できなくなると尿酸が過剰になります。このタイプは約6割になります。

3つめは、尿酸のつくりすぎと排泄機能の異常の混合型。

尿酸をつくりすぎているにもかかわらず、外に出せなくなると、当然ながら尿酸の量は増えます。このタイプは約３割になります。

ここで気づいたかもしれませんが、排泄機能の異常によって尿酸が増えるパターンが、実に約９割になります。まだはっきりとは解明されていませんが、１つは、もともと日本人は、腎臓の排泄処理能力が低いのが原因ではないかと考えられています。

ちなみに、この**尿酸の排泄作用に優れているのが女性**です。

というのは、女性ホルモンの１つであるエストロゲンに尿酸の排泄を促す作用があるからです。そのため、女性は尿酸がたまりにくく、閉経前の女性の高尿酸血症の割合は、全体の約１％程度になります。閉経後、エストロゲンの分泌《ぶんぴつ》が低下しても３％程度だといいます。

つまり、**高尿酸血症のほとんどは男性**なのです。成人男性の２〜３割が該当するといわれています。

風が吹いただけで耐えられない激痛に襲われる痛風発作の正体

尿酸値が7・0㎎を超えると痛風のリスクが生じるのは、尿酸が血液中に溶けきれなくなり、結晶化して関節に沈着するようになるからです。

この**結晶が何かのはずみではがれると炎症が起きて、激痛に襲われる**のです。これが痛風による発作です。痛風発作は、体温が低く、血液の循環が低いひざから下、足の指やかかとなどに起こることが多く、激痛のあまり2、3日歩くのがままならないこともあります。

ただし、先ほども話したように高尿酸血症になっても、痛風を発症するのは約1割です。といって、結晶が付着していないわけではありません。尿酸の結晶化は尿酸値が高くなると必ず起こる現象で、高尿酸血症の方の関節を調べると、高確率で尿酸の結晶を確認することができます。

尿酸値が7・0㎎を超えているのに痛風の痛みに襲われないのは、たまたまなのです。

痛風発作の原因は、結晶化した尿酸だった！

1　尿酸が血液中に溶けきれなくなる

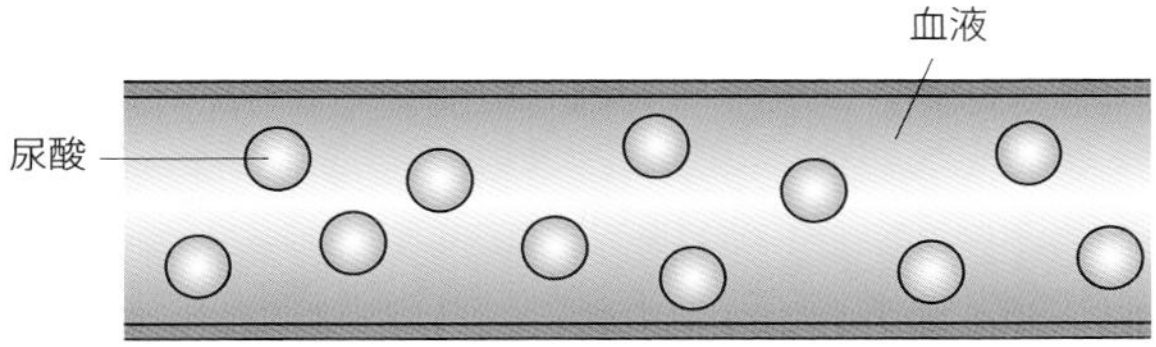

2　結晶化して関節内に沈着していた尿酸が何かのはずみではがれると、白血球が異物と見なして攻撃する

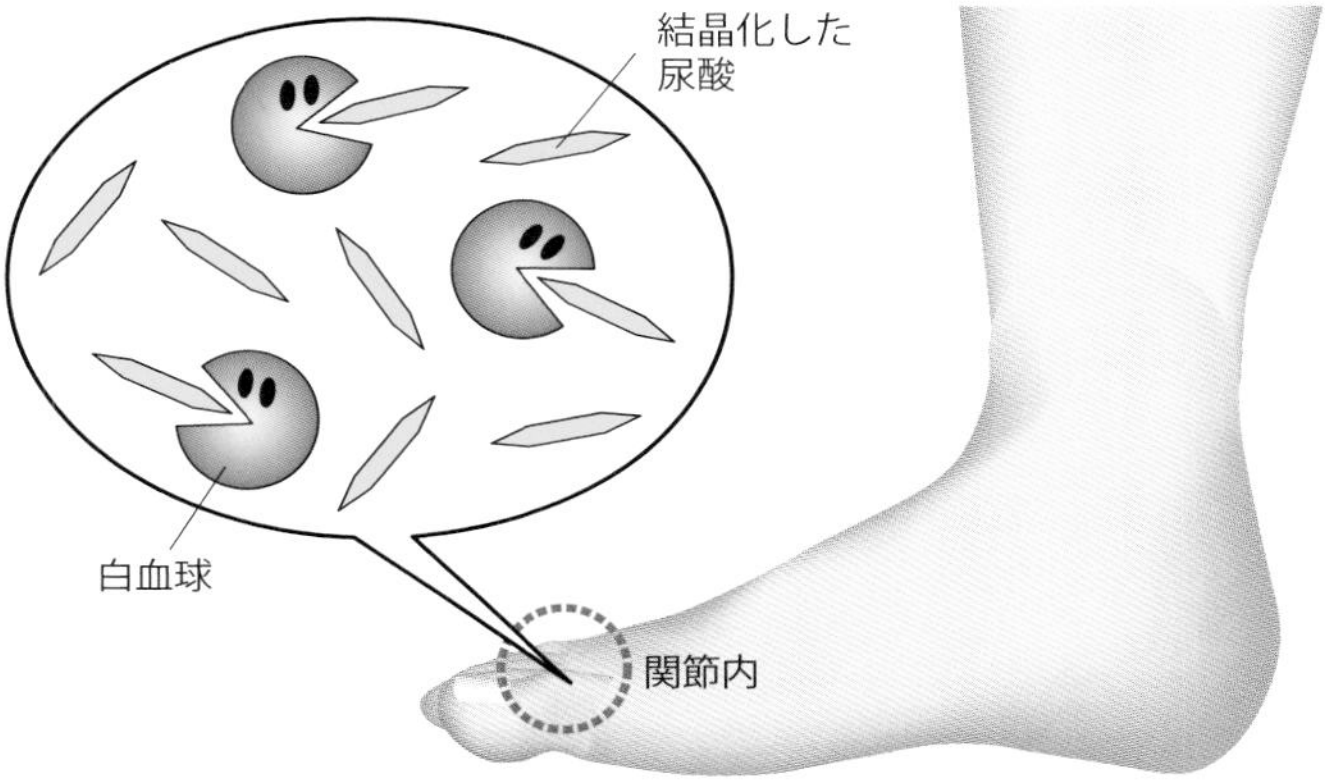

3　炎症を起こし、激しい痛みに襲われる

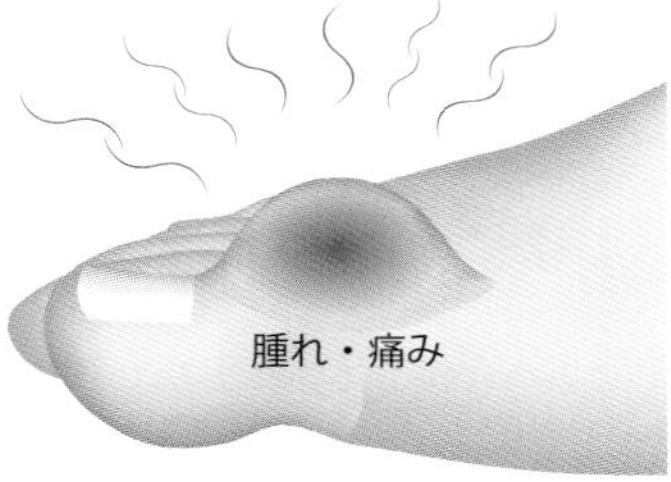

尿酸値は低すぎるのもよくない。激痛の尿路結石の危険性が！

つくられては捨てられる尿酸は老廃物といわれていますが、体にとって本当に不要なものなのでしょうか。

実は、**尿酸には、活性酸素を無害化する作用、つまり抗酸化作用があるのではないか**と考えられています。

活性酸素には、もとは侵入してきたウイルスや外敵を駆除する働きがありますが、一定量を超えると、逆に自分の細胞を攻撃するという特徴があります。これを「酸化ストレス」といい、がんや老化の原因といわれています。

どうしてそういうことが考えられるようになったのかというと、1つは、尿酸はすべてが排出されず、常に一定の量を保っているからです。もう1つは、腎臓から尿細管に運ばれた尿酸は再吸収されるからです。いったん捨てられたものを再吸収するのですから、尿酸は体に必要なものと考えることには一理あります。

こんなおもしろい話もあります。

人間以外の動物の多くは、尿酸は最終代謝産物ではなく、ウリケースという酵素によって、アラントインという物質に分解され排泄されます。

人間は進化の過程のどこかでウリケースを失ってしまったのです。

そして、興味深いのは、人間は体内で抗酸化作用のあるビタミンCをつくることができませんが、尿酸には抗酸化作用がある。ビタミンCを合成する酵素を失った時期と、ウリケースを失った時期が同時期であるかどうかは不明ですが、おもしろい話だと思いませんか。

尿酸値は低ければ低いほどいいというわけではなく、高尿酸血症に対して、**尿酸値が2・0㎎以下の場合は「低尿酸血症」**と診断されます。

低尿酸血症のほとんどは、腎臓からどんどん尿酸を外に出してしまう「腎性低尿酸血症」といわれていて、**尿中で尿酸が結晶化しやすくなり、尿路結石を起こしやすくなります。**息もできないほどの激痛が起こることもあるので注意しましょう。

日本で高尿酸血症が急増してきたのは、食生活が豊かになったから!?

日本で高尿酸血症が増えてきたのは、ここ数十年のこと。第2次世界大戦以前には、痛風患者はほとんど見られなかったといいます。

日本で痛風患者が見られるようになったのは戦後になってから。そして、1960～1970年ごろの高度経済成長を境にして、その数は急増します。1986年に25・4万人だった痛風患者数（通院者数）は、2019年には約5倍の125・4万人にまで増え、今も増えつづけています。

かつて痛風は、毎日肉を食べ、毎日アルコールを飲むような生活ができる人たちがかかる〝ぜいたく病〟といわれることもありましたが、今やさまざまな食材が手軽に手に入るようになった日本では、**裕福な人たちだけではなく、誰もが高尿酸血症になるリスクを抱える時代**になったのです。

痛風患者は 30 年で約５倍に！（通院患者数の推移）

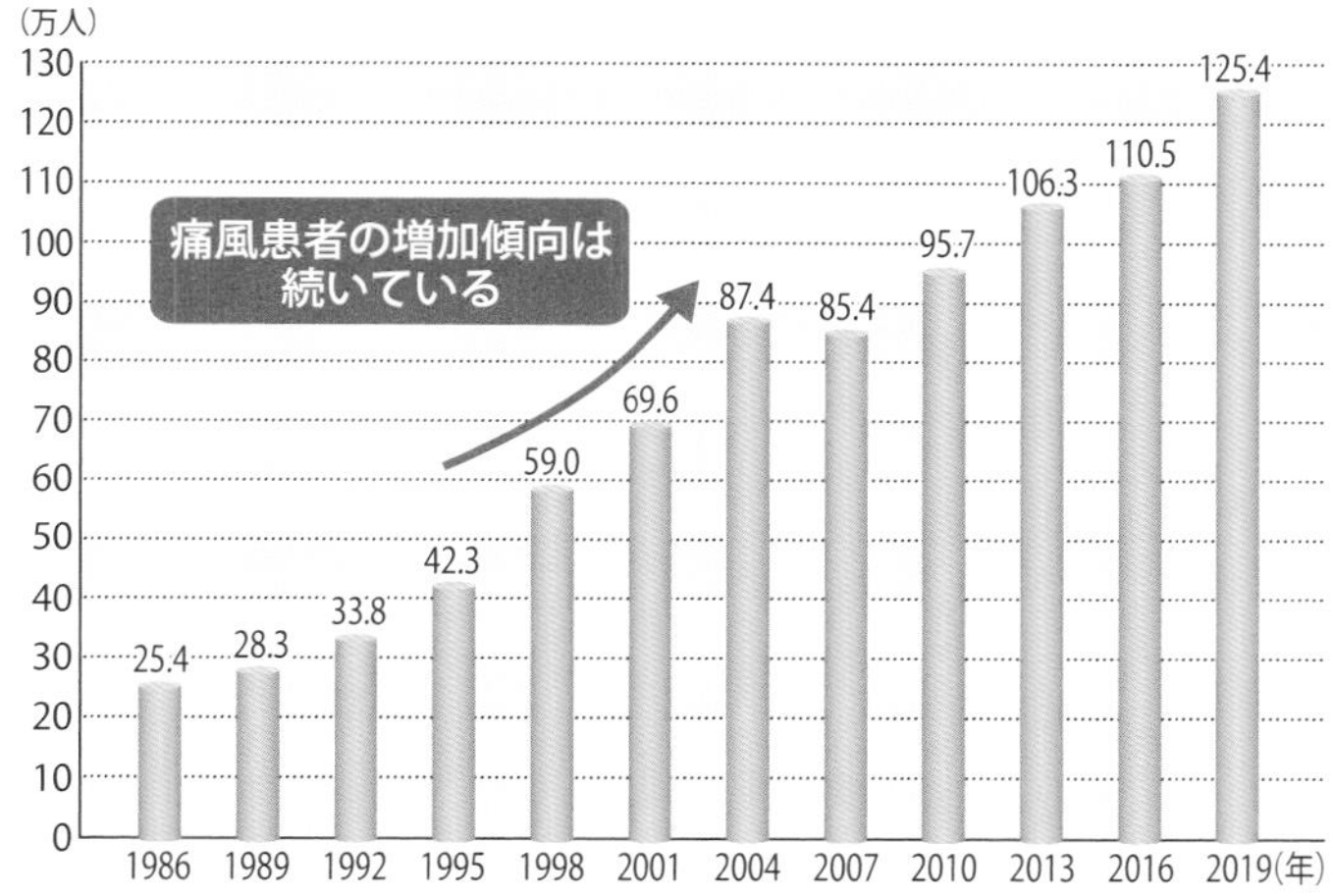

※出典：厚生労働省「国民生活基礎調査」より作成

痛風患者が増えたのは、肉をよく食べるようになったから !?

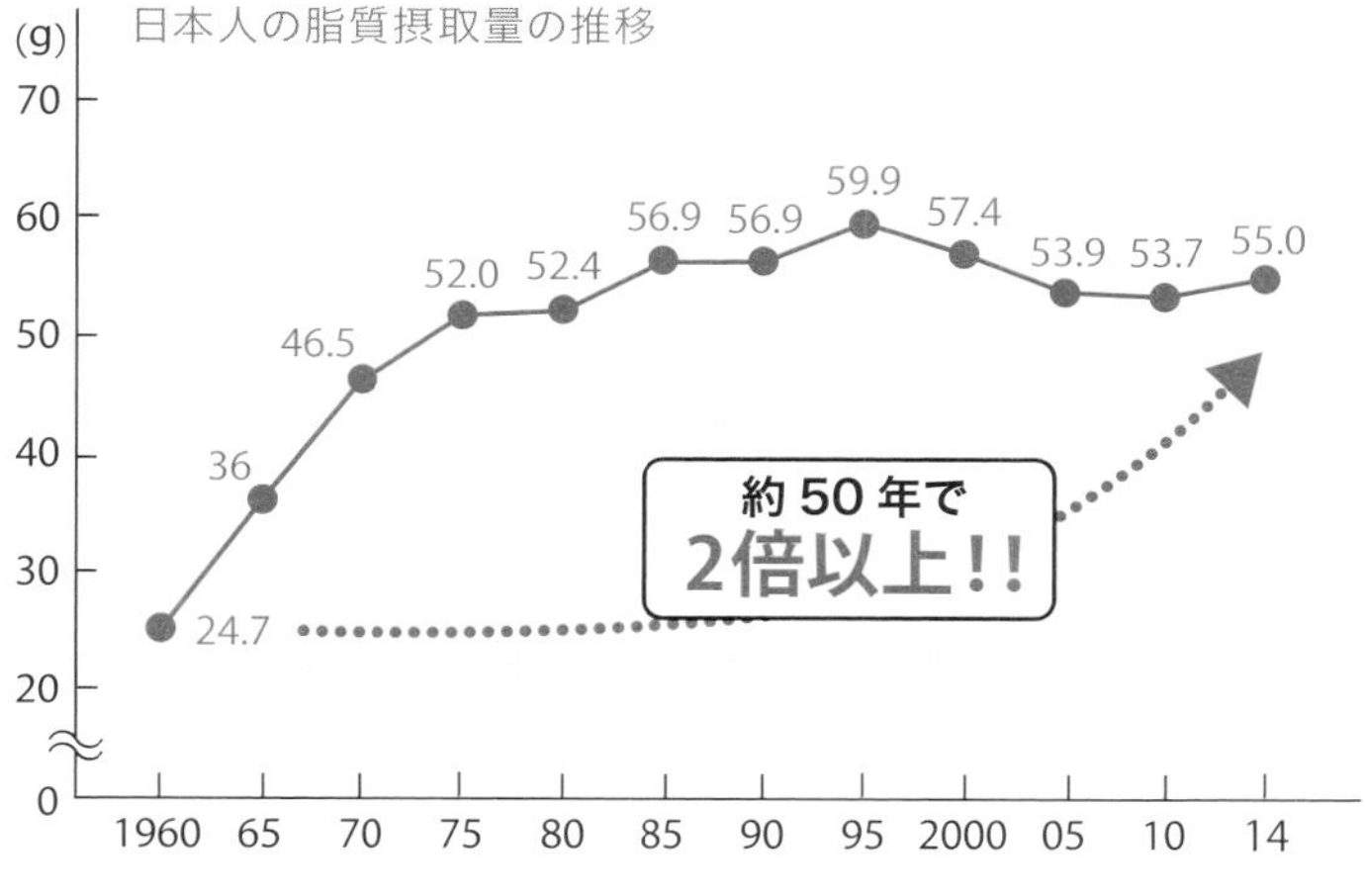

※出典：厚生労働省「国民健康・栄養調査」より作成

急告！　尿酸値を上げる最大の悪者は、メタボの「内臓脂肪」だった！

右肩上がりの痛風患者数と同じように、右肩上がりに推移している日本人の傾向があります。それが、日本人男性の「ＢＭＩ」の推移です。

ＢＭＩとは、体重と身長から算出される肥満度を表す「体格指数」で、計算式は「体重（kg）÷身長（m）÷身長（m）」になります。日本肥満学会の基準によると、18.5～25未満が「普通体重」、25以上が「肥満」とされ、25以上を超えると脂質異常症や糖尿病、高血圧などの生活習慣病のリスクが2倍以上になるといわれています。

このＢＭＩと相関関係にあることがわかっているのが、尿酸値です。**ＢＭＩが高ければ高尿酸血症の人が増え、ＢＭＩが低ければ高尿酸血症の人は減ります。**

太っている人は尿酸値が高い。

そんなイメージがあるかもしれませんが、それは事実なのです。

日本の男性は太りつづけている

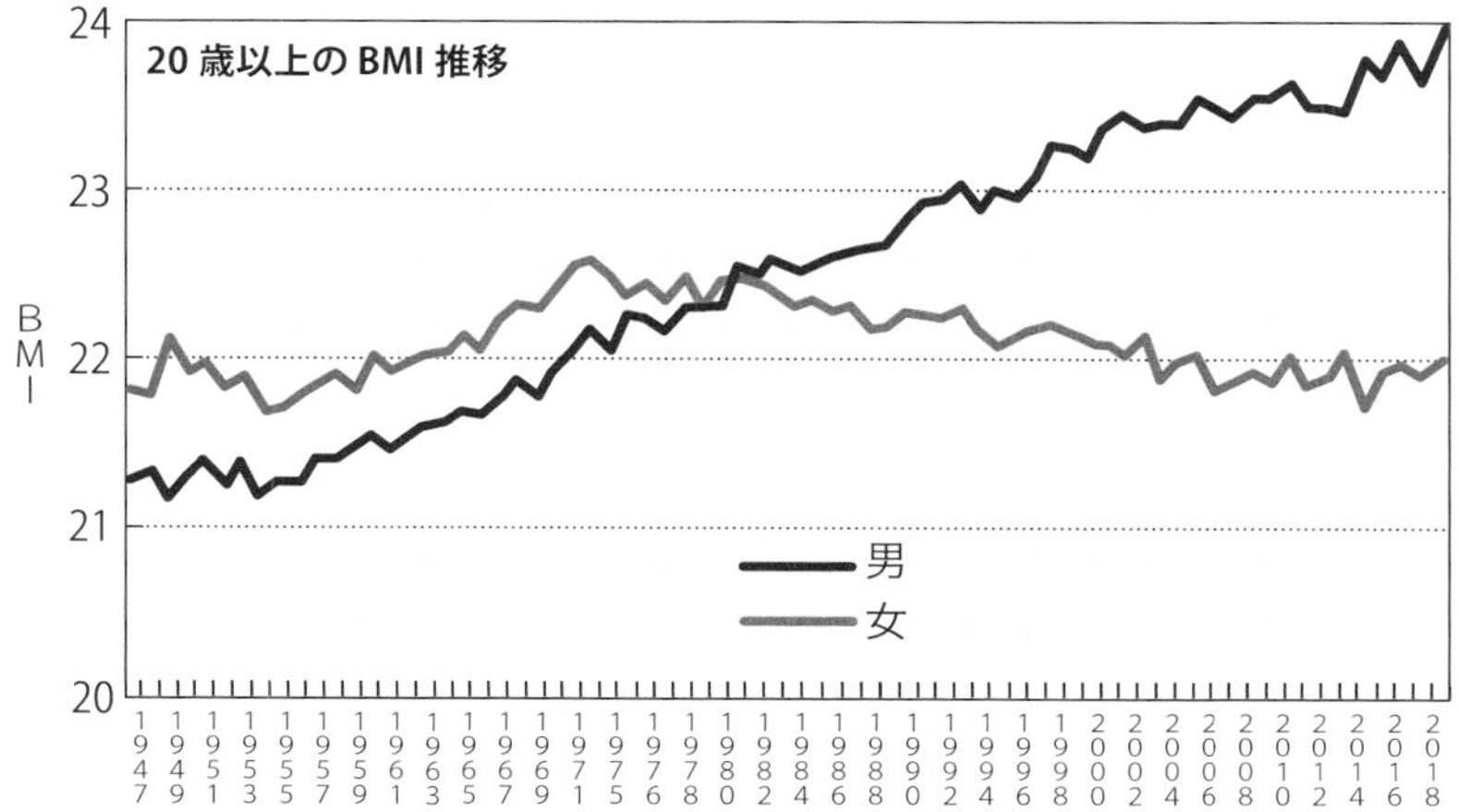

※資料：国民健康・栄養調査（厚生労働省）

肥満と尿酸値は、ぴったり相関している！

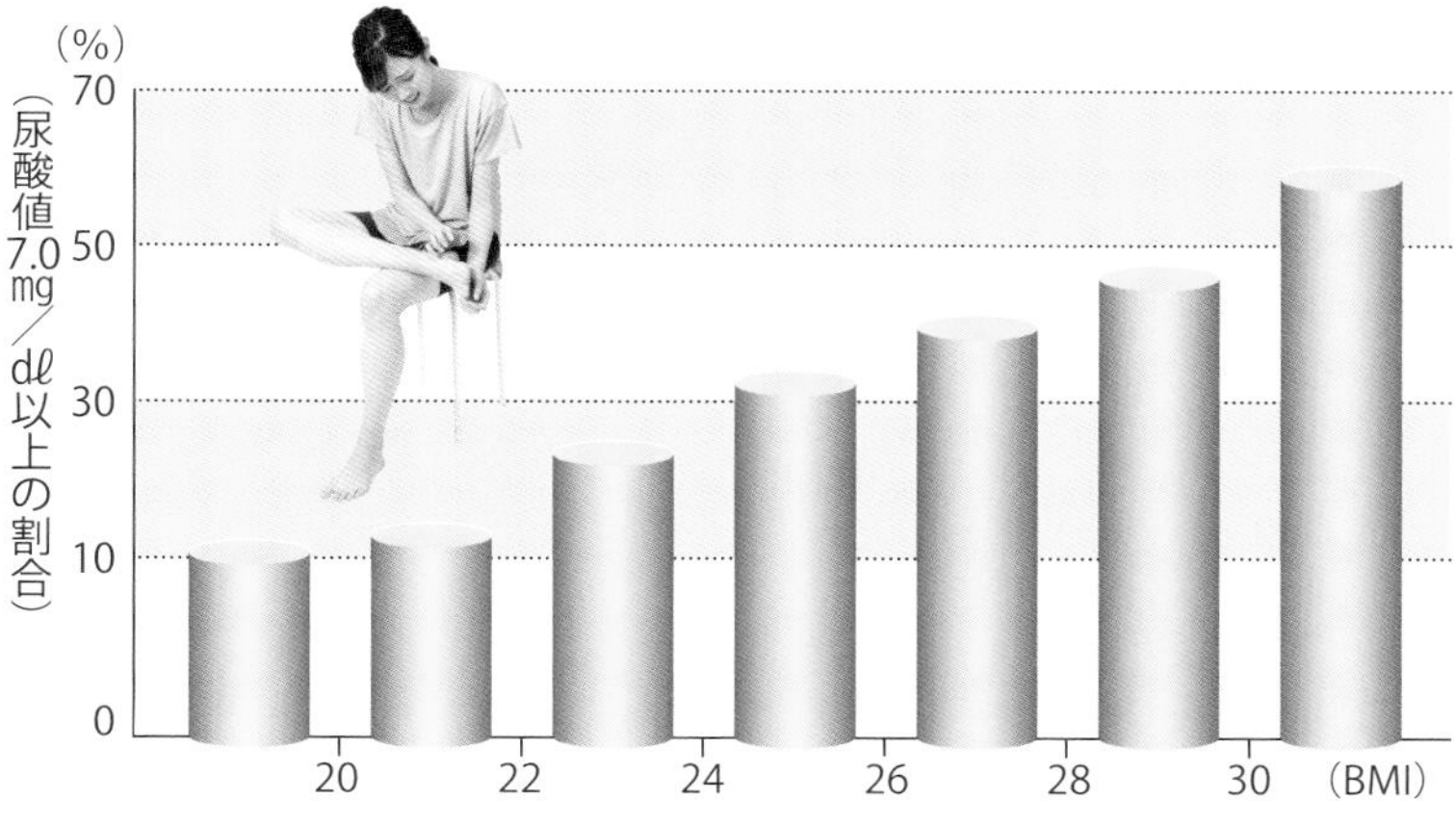

BMI＝体重(kg)÷身長(m)÷身長(m)　※25以上が肥満とされる。

※出典：細谷龍男、Mebio、2000年

約4万5000人のアメリカ人男性を対象とした研究によると、**BMI23未満の人と比べ、25以上30未満の人の痛風リスクは1・9倍、30以上の人は2・65倍**になるという報告もあります。

それでは、肥満は尿酸値にどのような影響を与えているのでしょうか？

肥満には、皮下に脂肪がついている「皮下脂肪型肥満」と、内臓のまわりに脂肪がついている「内臓脂肪型肥満」がありますが、尿酸値により大きな影響を与えるのは、内臓脂肪型肥満であることがわかってきました。

つまり、メタボリックシンドローム（以下、メタボ）が高尿酸血症の原因になっているからこそ、尿酸値が高いだけでなく、糖尿病や高血圧、脂質異常症、さらには脳梗塞《こうそく》、心筋梗塞、腎臓《じんぞう》障害などの生活習慣病のリスクも高くなるのです。

実は、**メタボな体になると、尿酸をたくさんつくるだけでなく、うまく排出することもできなくなります。**尿酸値が高くなる原因が2つもあれば、尿酸値が上がるのは当然なのです。

内臓脂肪が増えると、尿酸をどんどんつくる体質になる

内臓脂肪が増えると尿酸値が高くなる1つの理由は、肝臓で尿酸がどんどんつくられるようになるからです。

内臓脂肪が増えて脂肪細胞が肥大化すると、遊離脂肪酸がどんどん吸収され、血流により肝臓に届けられるようになります。一方で、脂肪細胞から分泌《ぶんぴつ》される「アディポネクチン」というホルモンが少なくなることで、ブドウ糖を細胞内に取り込むためのホルモンであるインスリンの働きが悪くなり、肝臓にブドウ糖が取り込まれにくくなります。そうなると**肝臓で活発になるのが脂肪酸づくり。このときに必要な酵素をつくる経路と一緒に活発になるのが尿酸をつくる経路**なのです。

つまり、内臓脂肪が増えれば増えるほど、中性脂肪が上昇し同時に尿酸もどんどんつくられるようになってしまうのです。

インスリンの働きが悪くなると、尿酸値が上がる

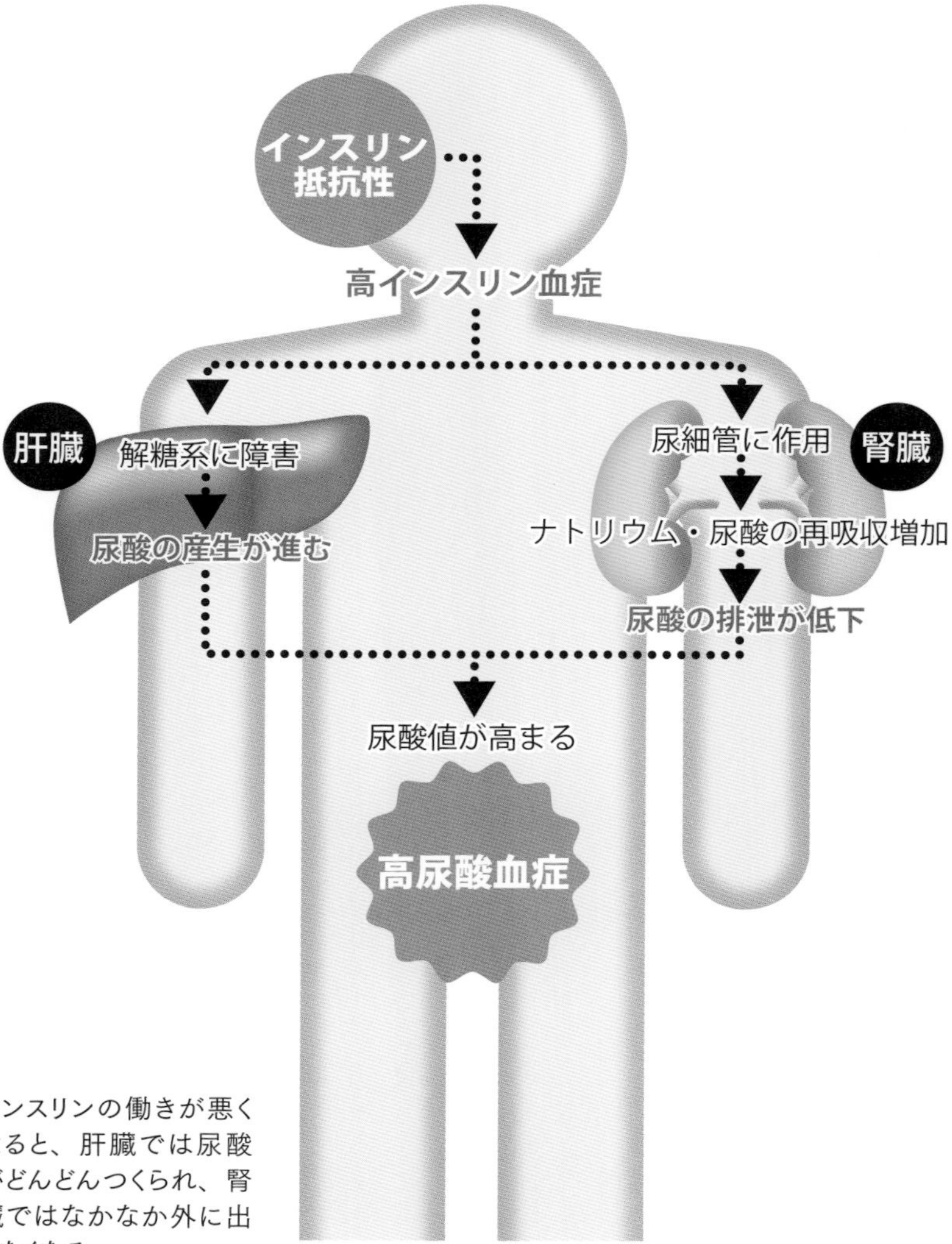
インスリン抵抗性
高インスリン血症
肝臓
解糖系に障害
尿酸の産生が進む
尿細管に作用
腎臓
ナトリウム・尿酸の再吸収増加
尿酸の排泄が低下
尿酸値が高まる
高尿酸血症

インスリンの働きが悪くなると、肝臓では尿酸がどんどんつくられ、腎臓ではなかなか外に出さなくなる。

内臓脂肪が増えると、尿酸をなかなか捨てない体質になる

内臓脂肪が増えると尿酸値が高くなるもう１つの理由は、尿酸をうまく排泄《はいせつ》できなくなるからです。尿酸をつくる量が増えても排泄機能がしっかりしていれば、尿酸値の上昇を抑えることができますが、外に出すことができなくなれば、尿酸値は上がるばかりになります。

排泄機能の低下にも、メタボによるインスリンの働きが悪くなることが影響してきます。

血液中の遊離脂肪酸が増えてインスリンの働きが悪くなると（インスリン抵抗性）、血液中にあふれているブドウ糖を細胞内に取り込むために、すい臓ではインスリンをもっとつくろうとするようになります。これが、**高インスリン血症**です。

インスリン抵抗性が出現すると、ブドウ糖の濃度（血糖値）が上がらないように、腎臓《じんぞう》の尿細管からの水分とナトリウム（塩分）の再吸収が促進されます。

このときに、**尿として捨てられようとしていた尿酸も再吸収されてしまう**ようになります。つまり、血液中に尿酸が戻されることになるので、尿酸値が上がってしまうのです。またナトリウムの再吸収が増えると高血圧も発症しやすくなります。

尿酸値を上げる最大の悪者は、内臓脂肪です。

この内臓脂肪を落として尿酸値をコントロールするのが、本書で紹介する**「尿酸値リセット」**なのです。

第2章

体重を3%減らせば、尿酸値が下がりはじめる

ビールを我慢！　食事のプリン体をカットするだけじゃ痛風は治らない！

「痛風になってしまった」
「ビールの飲みすぎだな」

プリン体といえばビールというイメージがあるのか、よくある会話ですが、ビールを我慢したら痛風を回避できるかというと、効果がないわけではありませんが、尿酸値が下がるとまでは言いきれません。またビール以外のアルコール飲料も尿酸を高くする作用があります。

プリン体が含まれる食べ物や飲み物はビールやその他のアルコール飲料だけではありませんし、そもそも**食べ物から取り込まれるプリン体は、体内にあるプリン体の約2割にすぎない**からです。**残りの約8割は、体の中でつくられています。**

プリン体がつくられるしくみは2つあります。

1つは、**細胞の新陳代謝**です。

尿酸の素になるプリン体の８割は、体の中でつくられている

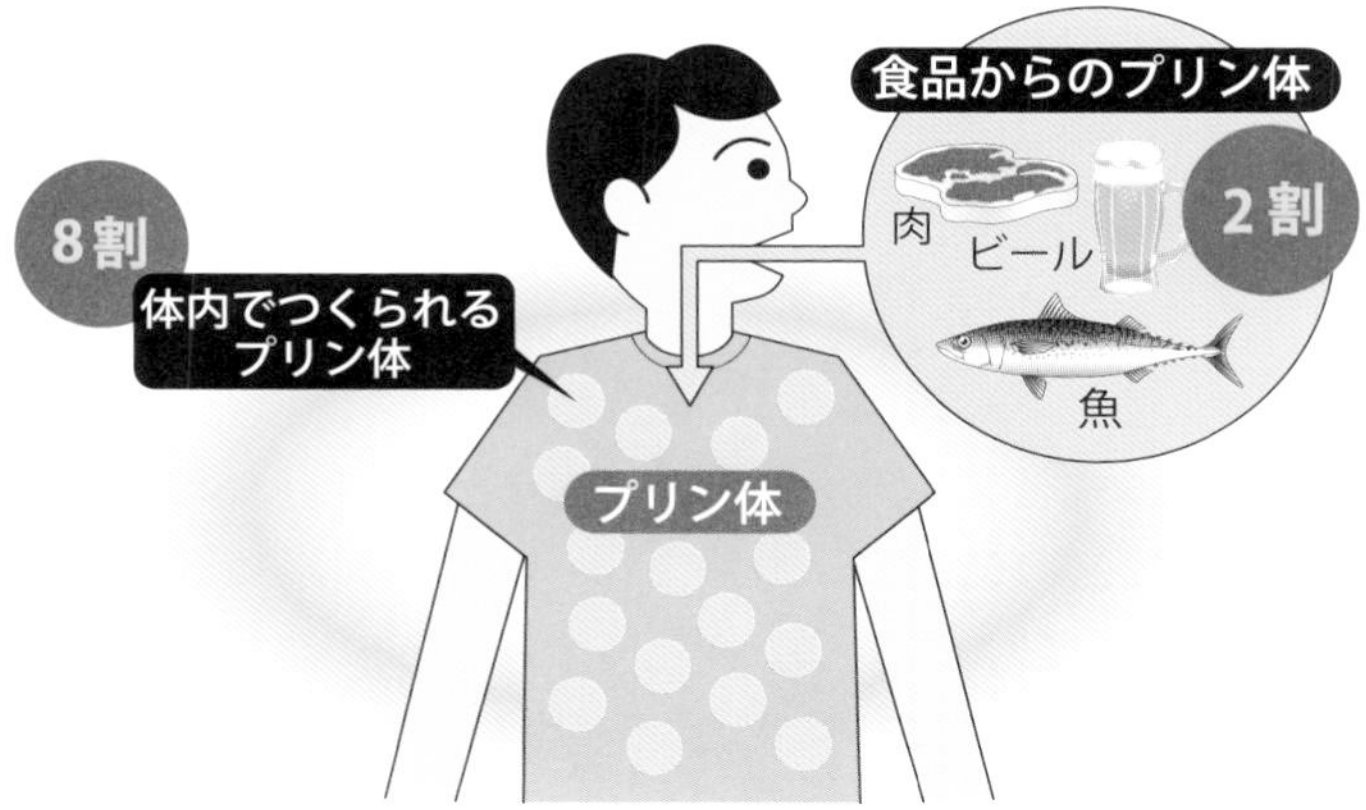

プリン体をつくるしくみその１　細胞の新陳代謝

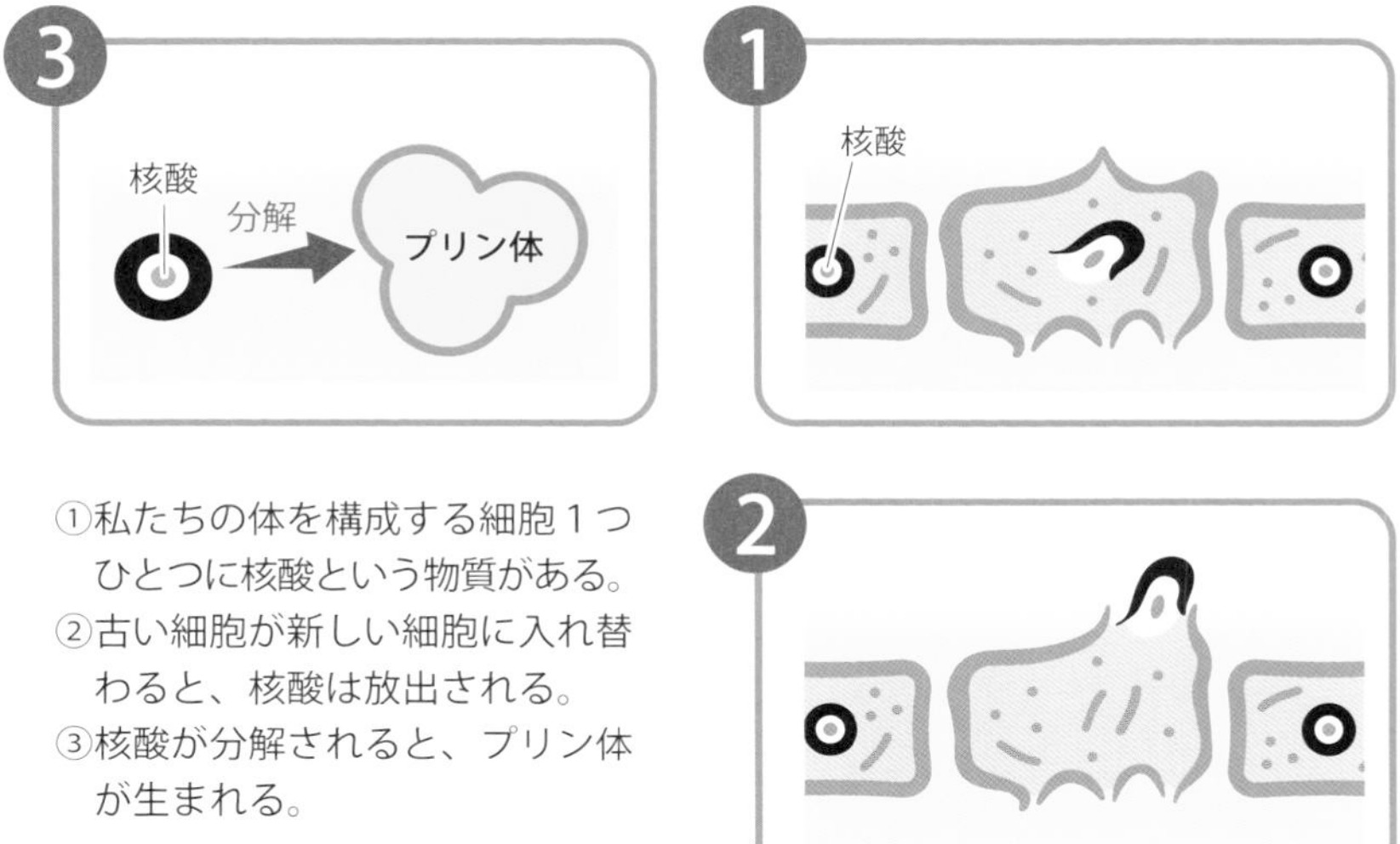

①私たちの体を構成する細胞１つひとつに核酸という物質がある。
②古い細胞が新しい細胞に入れ替わると、核酸は放出される。
③核酸が分解されると、プリン体が生まれる。

私たちの体には約60兆の細胞がありますが、その1つひとつに遺伝情報を伝える核酸という物質が含まれています。DNA（デオキシリボ核酸）やRNA（リボ核酸）などです。この**核酸の原料となっているのがプリン体**です。

そして、細胞は、毎日2%、約1・2兆個が古い細胞から新しい細胞へと入れ替わっています。

このときに、**古い細胞にあった核酸が放出され、分解されてプリン体が生まれます。**

つまり、プリン体は、食べ物から取り込まなくても、毎日体の中でつくられているのです。

プリン体がつくられるもう1つのしくみが、**エネルギー代謝**です。

プリン体は、立ったり、歩いたり、運動したりなど体を動かすときに使われるATP（アデノシン三リン酸）というエネルギー物質にも含まれています。

ATPは、使われるとADP（アデノシン二リン酸）に分解されますが、通常は、安静にしていると酸素の補給により再びATPに再合成されます。含まれているプリン体も再利用されるので体内で増えることはありません。

プリン体をつくるしくみその２　エネルギー代謝

通常のサイクル

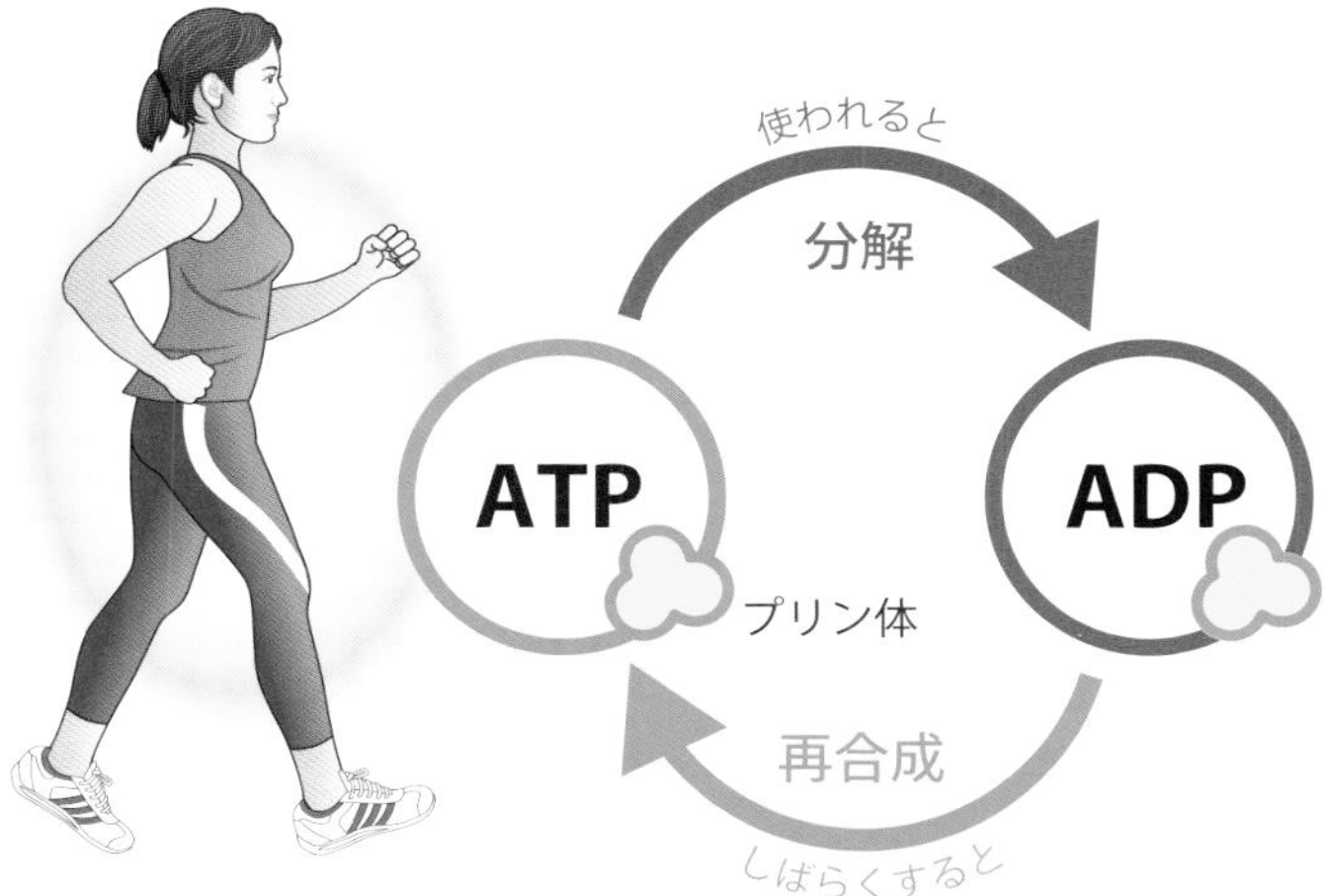

ATP をたくさん使わない日常動作や軽い運動のときは、ATP に含まれるプリン体は何度も再利用されるため、尿酸に分解されるプリン体が新たにつくられることはない。

プリン体ができるサイクル

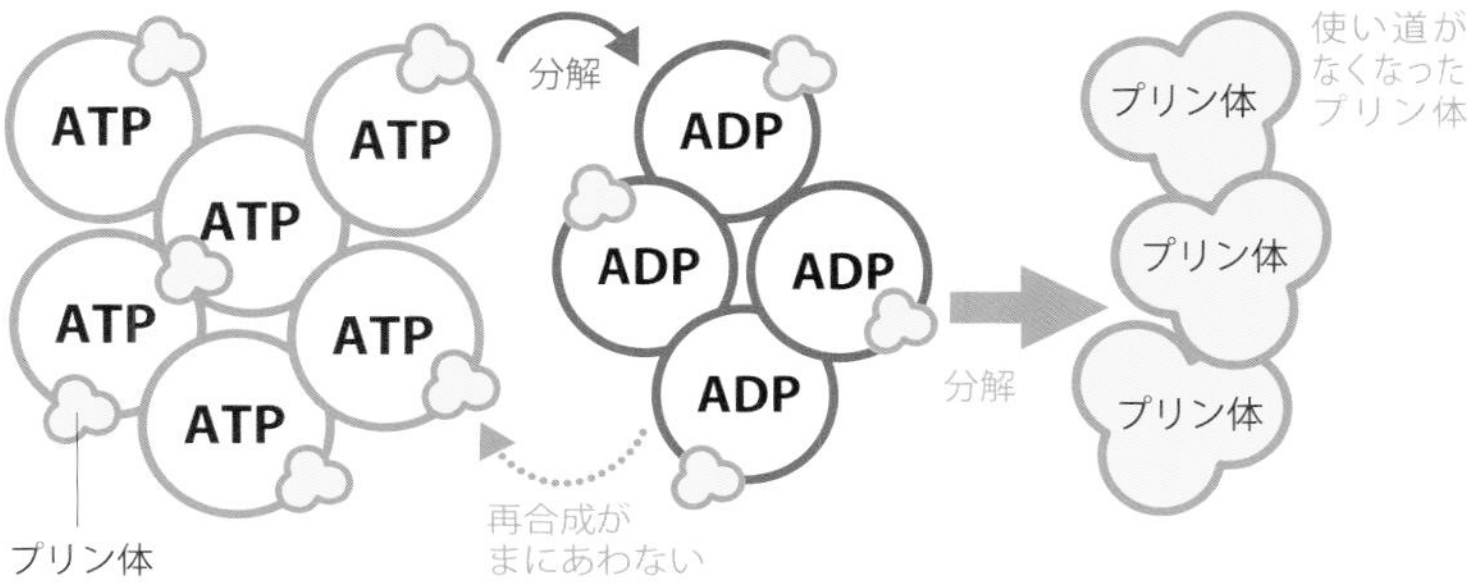

ATP がたくさん使われる激しい運動のときは、ATP の再合成がまにあわなくなって、ADP が分解され、尿酸のもととなるプリン体が発生してしまう。

ところが、**激しい運動などでATPが大量に使われ酸素の供給が不十分だと、この再合成がまにあわなくなるときがあります。**

激しい運動とは、例えば短距離走や筋力トレーニングなど、無酸素運動と呼ばれる運動です。ここまでハードではなくても、急いでいて駅まで走ったとか、引っ越しで荷物を運んだとか、ちょっとした生活動作の中でも無酸素運動になっているときはあります。

そうなると、**ATPに戻りきれなかったADPは分解が進み、使い道がなくなったプリン体は余ってしまう**ことになります。

これが、エネルギー代謝でプリン体がつくられるしくみです。

新陳代謝とエネルギー代謝でつくられるプリン体が、1日700㎎つくられるうちの550～600㎎の尿酸になります。どちらも生きていくうえで欠かせない活動ですから、尿酸が毎日つくられるのは当然なのです。

そして、ビールを我慢したからといって減らせる尿酸の量は、それほど多くはないのです。

尿酸値を下げて激痛を回避するには、内臓脂肪を減らすのがいちばん

食事からプリン体をカットしても多くは期待できず、といって生きているかぎり続く細胞の新陳代謝や体を動かすためのエネルギー代謝を止めることはできません。それでは、高尿酸血症まで数値が上がった尿酸値を下げるにはどうしたらいいのでしょうか？

それは、これまでの食生活や運動不足などの生活習慣でついてしまった内臓脂肪を少しでも減らすことです。

内臓脂肪を減らして、尿酸をつくる量を減らし、尿酸をしっかり体の外に出せるように排泄《はいせつ》機能を改善するのがいちばんなのです。先ほど紹介したように、尿酸値とＢＭＩの数値は相関しています。ＢＭＩが高くなれば尿酸値も高くなるし、ＢＭＩが低くなれば尿酸値も低くなります。

今よりたったの3％体重を落とせば、内臓脂肪が減り尿酸値は下がる！

尿酸値を下げるには、ダイエットです。

体重を落とす方程式はいたってシンプル。**体に取り込んだエネルギーの量より、消費するエネルギーの量が多ければ、体重は落ちます。**つまり、世の中にあるダイエット方法は、摂取エネルギーを減らすか、消費エネルギーを増やすか、どちらかです。

それでは、どれくらい体重を落とすと尿酸値が下がるのか。

これまで何度もダイエットにチャレンジしては挫折《ざせつ》をくり返してきた人にとっては、最も気になるところでしょう。

尿酸値とＢＭＩが相関することを考えると、理想は標準体重の数値とされる22ということになります。身長１７５㎝の人なら約67㎏、１６５㎝の人なら約60㎏。どうですか？　ちょっと厳しい数字ですよね。

実はそこまで落とさなくても尿酸値は下がります。

目標は、今の体重の３％減。

たった３％の減量に成功すると、尿酸値は下がりはじめます。体重が80kgの人なら2・4kg、１００kgの人なら３kg。しかも、減量は短期間ではなく、1年かけてたった３％落とすだけでいいのです。

特定健康診査で積極的な支援を受けた約３５００人を対象とした研究から、太っている人は、１年間で体重を３％落とすと尿酸値が下がることが確認されています。

体重を３％落としたら尿酸値が下がった！

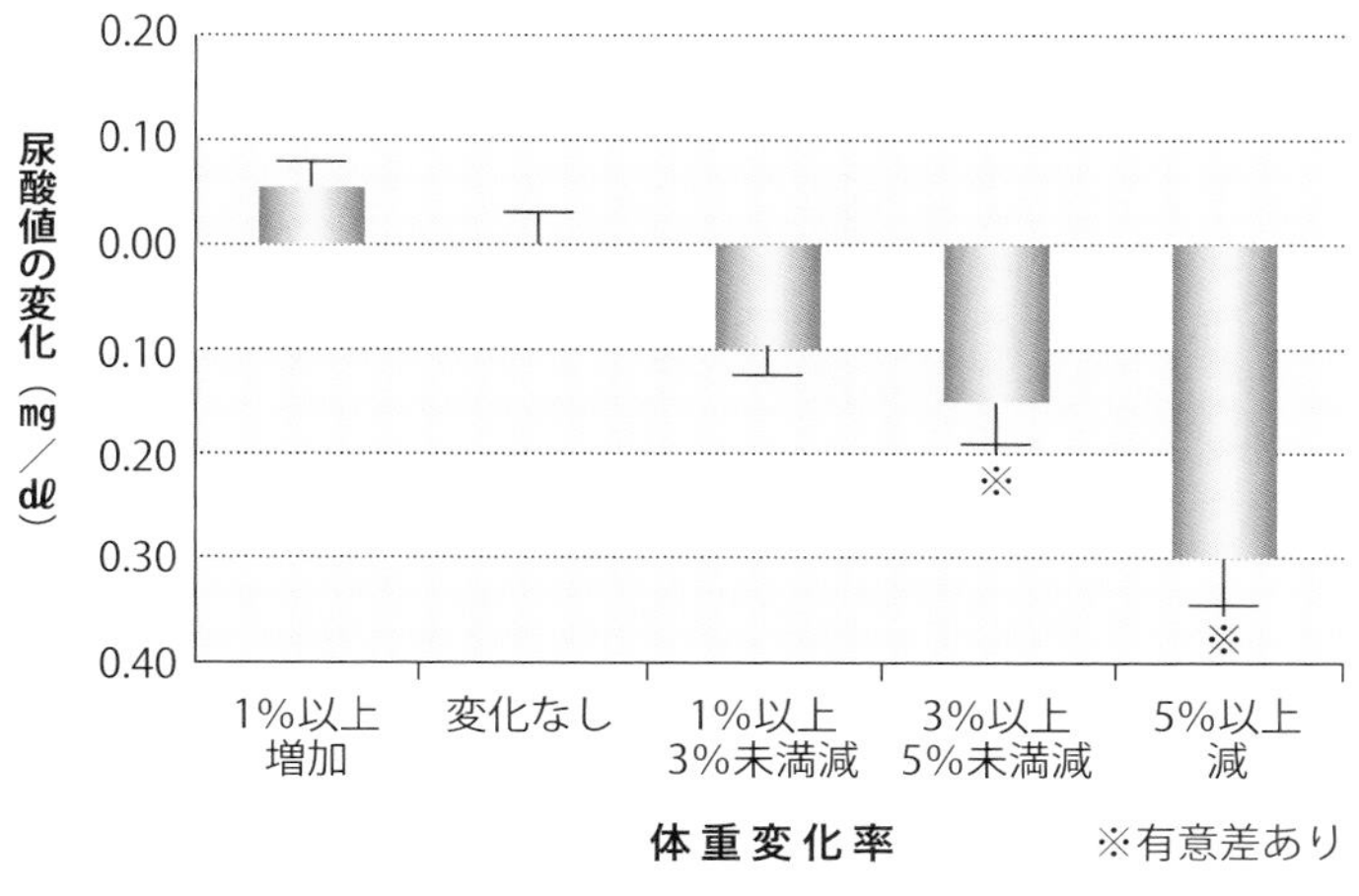

※出典：人間ドック .2016;31:7-21.／日本人間ドック学会

ゆるーい運動が尿酸値を下げる。激しい運動は尿酸値を上げる

尿酸値を下げるために必要な減量は、今の体重の3％減です。ダイエットに挑戦したことがある人なら、それほど大変ではないことが想像できると思います。そのための**最善の策は、運動習慣を身につけること**です。それが、本書で紹介する「尿酸値リセット」でもあります。

運動のポイントは、「ゆるーい運動」。

体重を落とすためにはハードな運動をしたいところでしょうが、尿酸値を下げるには、ゆるーい運動が適しています。激しい運動は、エネルギー代謝でプリン体がつくられるところで話したように、逆に尿酸値を上げることになります。体重は落ちたのに、健康診断で尿酸値を測ったら下がっていなかったということになりかねませんし、場合によっては、上がっていることもあるかもしれません。

頑張りすぎる運動は尿酸値を上げる

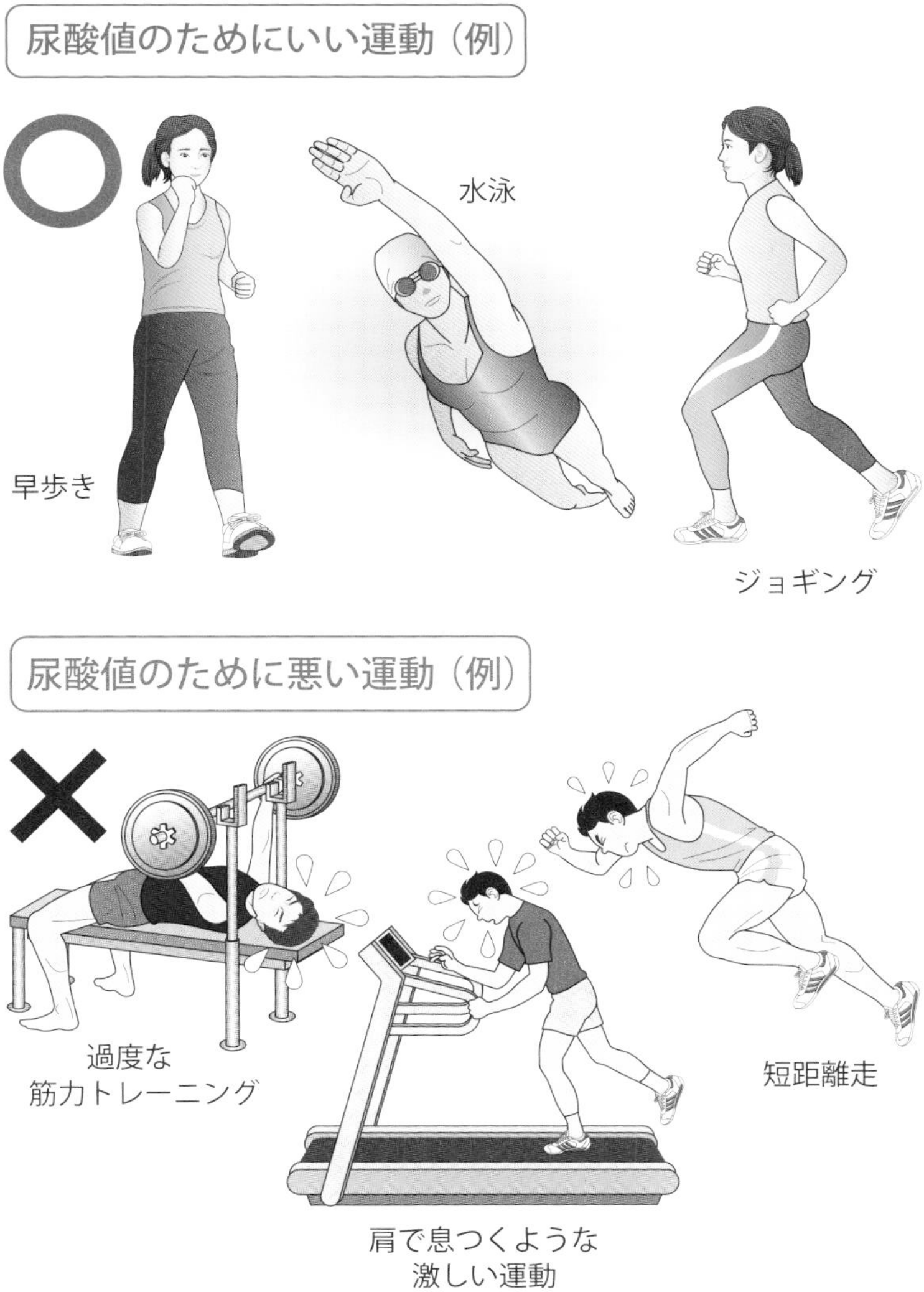
尿酸値のためにいい運動（例）
水泳
早歩き
ジョギング
尿酸値のために悪い運動（例）
過度な
筋力トレーニング
短距離走
肩で息つくような
激しい運動

食事だけで内臓脂肪を減らすとリバウンドしやすい体になる

減量するには、エネルギー摂取量を減らすか、消費量を増やすかという話をしましたが、もともと運動習慣がない人や運動するのがおっくうになっている人は、つい「食事で」と考えがちです。しかし、まず運動習慣をつくるほうが大事です。食事の量を減らすのはそれからにしましょう。

食事の量だけで体重を減らすと、筋肉まで落としてしまうことがあります。

私たちの体は、ただ生きているだけでも、呼吸をしたり、体温を維持したり、心臓を動かしたりするためにエネルギーを必要とします。それを基礎代謝といいますが、男性なら約1500kcal、女性なら約1200kcalになります（高齢の方はもっと少なくなります）。

これより少ない量の食事なら単純に体重は減少しますが、不足したエネルギーは体の中に蓄えられている脂肪や筋肉を分解してつくることになります。つまり、**食事制限だけで体重を落とすと、筋肉まで落としてしまう可能性がある**のです。

筋肉が減ると基礎代謝も減ることになるため、食事の量を減らしてもなかなか体重が落ちなくなります。それどころか、尿酸値が下がってきたと安心してもとの食事に戻したら大きくリバウンドしてしまう可能性もあるのです。

食事制限だけのダイエットのデメリットはほかにもあります。

それは、**食べたい物を我慢することによるストレス**です。ストレスも、実は尿酸値を高める原因の１つです。

ストレスがどのようなメカニズムで尿酸値を上げるのかは、まだはっきりと解明されていませんが、自律神経が関係しているのではないかと考えられています。

ストレスによって自律神経の交感神経が活発になりすぎると、体内の活動が活発になって大量のエネルギーを消費することになります。それがプリン体をつくり、尿酸をたくさんつくるのではないかと考えられているのです。また腎臓の血液量も低下傾向となり、尿酸の排泄も悪くなりがちとなります。

そんな**ストレスになるほどの我慢をしなくても、運動で尿酸値は下がります。**

毎日体重計に乗るだけで、体重コントロールがうまくなる

体重が増えると尿酸値は上がります。

体重が減ると尿酸値は下がります。

そういう話を患者さんにしても、なかなか生活を改められないものです。特に、先ほど話したように、食事を少し減らしましょうと食事制限をすすめても長続きする人は、やはりなかなかいません。

痛風の激しい痛みを経験した人なら少しは頑張ろうとするのですが、自覚症状がない高尿酸血症の人にには無理があるようです。

そこで私が患者さんにおすすめしていたのは、**自分の体重を毎日量ること**でした。

体重の変化を自分でチェックするのが目的です。太ってしまったのは、年月をかけた結果で、いきなり何十kgも脂肪がついたわけではありません。日々の積み重ねでそ

うなったのです。

体重計に乗るのが習慣になると、短い期間で体重が増減していることに気づくようになります。そして、2、3kg体重が増えていると、「あれ？」と考えるようになります。

すると、食事会があったとか、忘年会があったとか、自宅でパーティーを開いたとか、増えた原因がなんとなくわかるようになります。

それが、**生活を見直すきっかけになるの**です。

これだけでも、自分の体重をコントロールできるようになります。

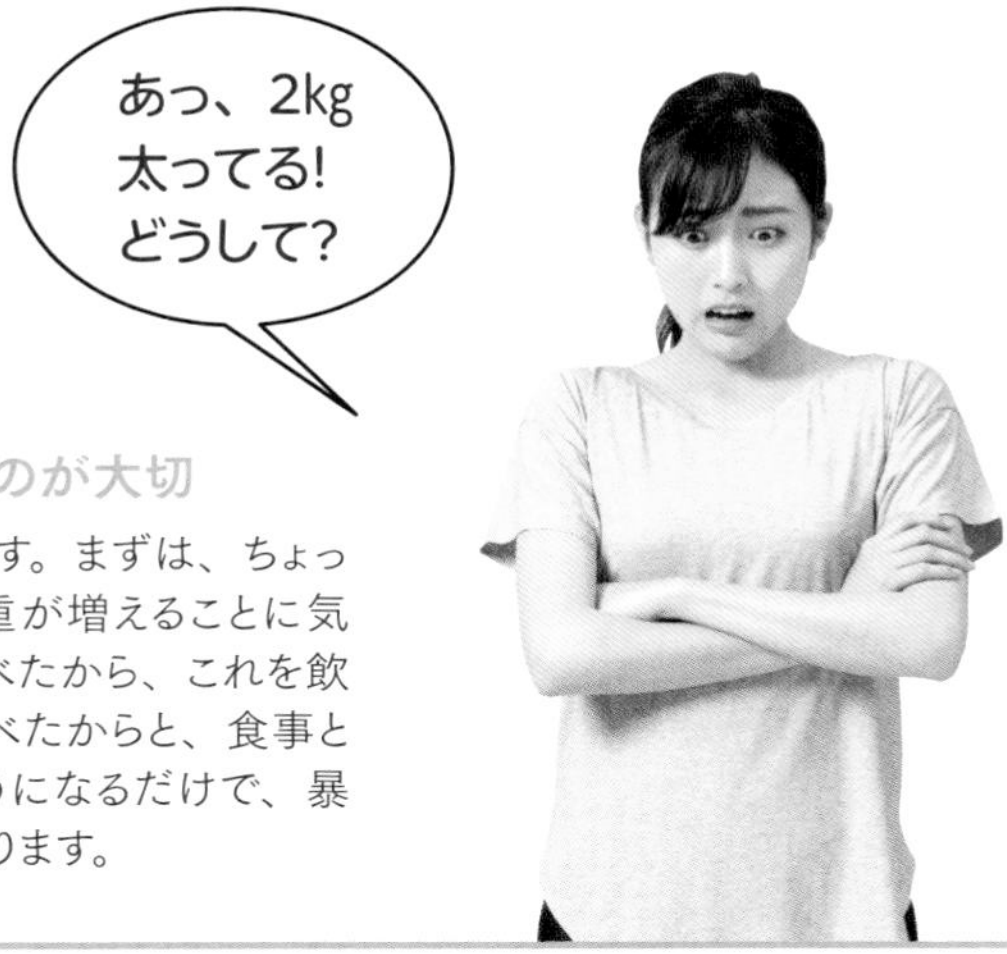
あっ、2kg
太ってる!
どうして?

体重の増減に気づくのが大切

体重は日々増減しています。まずは、ちょっとした食事の変化で体重が増えることに気づくことです。あれを食べたから、これを飲んだから、これくらい食べたからと、食事と体重の関係がわかるようになるだけで、暴飲暴食を防げるようになります。

そして、自分の体重が増える原因に気づき、太らないような生活を意識するようになったところで、改めて運動習慣や食事習慣の指導をしていました。

第3章で紹介する「尿酸値リセット」は、そこで患者さんにおすすめしていた運動方法をアレンジしたものになります。

もちろん、ゆるーい運動になります。

第3章

頑張らなくていい。内臓脂肪を減らし、尿酸値を下げる「尿酸値リセット」

内臓脂肪を減らす「尿酸値リセット」が痛風改善に最適！

ここから「尿酸値リセット」の具体的なやり方を紹介していくことにしましょう。

まず、理解しておいていただきたいのは、尿酸値リセットの運動そのものに尿酸値を下げる作用があるわけではないということです。ですから、運動してから尿酸値を測ったとしても、尿酸値が下がっているということはありません。

効果が現れるのは、尿酸値リセットを続けることで体重が3％減少し、内臓脂肪が減ってからです。しかも、尿酸値が低下する速度はかなりゆるやかになります。尿酸値にかんしていえば、それで十分なのです。

その日の状態によって上下する血圧や食前食後でも大きく数値が異なる血糖値のように、尿酸値はもともと大きく変動する数値ではありません。上がるにしても、下がるにしても、ゆっくりなのが特徴です。

だからこそ、７・０㎎を超える高尿酸血症という状態は、時間をかけて少しずつ体の中がダメージを受けていることを表しているともいえます。

尿酸値が急激に上がるときの要因は、激しい運動などで脱水症状になったときです。体内の水分が極端に少なくなるため、血液中に含まれる尿酸の数値を表す尿酸値は、必然的に高くなります。

尿酸値リセットの効果を確認するには、まずは体重計に乗って体重を量ってみる。１kgでも、２kgでも落ちていれば大成功です。内臓脂肪を正確に測るのは難しいところですが、相応に内臓脂肪も落ちているはずです。

そして、３、４ヵ月くらい経過したら、機会があれば血液検査で尿酸値を測ってみましょう。９㎎台が８㎎台に。７㎎台が６㎎台に下がっている可能性があります。尿酸値は下がるときもゆっくりなので、３ヵ月で１・０㎎ならば、十分な成果です。

あとは、尿酸値が再度上がらないように、尿酸値リセットを続けるようにしましょう。そうすることで、他の生活習慣病のリスクも下がることが期待できます。

尿酸値を下げる運動は「頑張らないこと」

それでは、尿酸値リセットでどんな運動をするといいのでしょうか。

尿酸値リセットの基本は、ゆるーい運動です。運動を習慣にしましょうといいながら矛盾するようですが、**とにかく頑張らないことが、尿酸値を下げる運動のポイント**なのです。

例えば、体重を落とすには有酸素運動がいいということで、長時間のジョギングを始める人がいます。確かに、有酸素運動には脂肪を燃焼する効果があります。しかし、尿酸値リセットからすると、それもちょっと頑張りすぎ。

少し長めに走って運動強度が上がると、ＡＴＰの再合成がまにあわなくなって、ＡＤＰが分解されることになるからです。

どのくらい「頑張らない」ほうがいいかというと、**笑顔で会話できるくらい、テレ**

ビを見ながらできるくらいの運動強度です。

私の患者さんが、自分で考えて始めた運動は、こんなものでした。

その方は、運動習慣をつけるために、定年退職してから、新聞をとるのをやめたそうです。理由は、駅まで歩いていって新聞を買うためです。通勤しているときはバスで往復していた道のりを歩くのですから、それなりの距離になったと思います。

その方は、すっかり尿酸値が安定するようになりました。

そんなに頑張らなくて、本当に尿酸値は下がるのでしょうか？

そう不安になる方もいるかもしれません。しかし、**内臓脂肪を落とすための最低限の運動が尿酸値リセット**です。若いころと同じおなかにしたいとか、10kgやせたいとなると、もう少し頑張らないといけませんが、体重の３％減となると、十分な運動になります。

さらにいえば、**体を動かすことが習慣になると、ゆるーい運動なので続けるのが全く苦にならなくなる**ため、３％とはいわず、それ以上の減量も可能になります。

1回1〜3分で尿酸値を下げる「尿酸値リセット」

それでは、内臓脂肪を減らすための最低限の運動となる「尿酸値リセット」を紹介していくことにしましょう。

テーマは4つになります。

①副交感神経を優位にして痛風発作を予防し体幹を鍛える
②基礎代謝を上げ、内臓脂肪の燃焼に働きかける
③脂肪を効率よく燃焼させつつ、尿酸値を上昇させせない
④ながら運動で尿酸値低下体質をつくる

ゆるーい運動といいながら難しそうなテーマが並びましたが、やることは簡単です。

複雑な動作は1つもありません。

①のテーマで紹介するのは、３つの呼吸法です。②は、ゆるい筋力トレーニング。筋トレといってもハードなものは尿酸値を上げることになるので、ゆるめの筋トレになります。③は、自宅でできる有酸素運動を２種類。④は、イスがあればどこでもながらでできるストレッチです。

４つのテーマでいろいろな運動方法を紹介していますが、もちろんすべてを行う必要はありません。好きなもの、取り組みやすそうなものを１つ選んで実践してください。どの種目を選んでも、１回１～３分くらいで終わる運動です。

体が慣れてきたら、同じ運動の回数を増やしてもいいですし、ほかの運動を行ってもかまいません。１日に2～3種目を目標にしましょう。

まずは、どれか1種目。

運動習慣がない人は、そこから始めてください。いつでもお好きな時間で結構です。

副交感神経を優位にして痛風発作を予防する「尿酸値リセット呼吸」

最初に紹介する尿酸値リセットは、**副交感神経を優位にして痛風発作を予防し体幹も鍛える「尿酸値リセット呼吸」**です。

尿酸値を上げる原因の1つにストレスがあり、それは自律神経の乱れが関連しているという話をしました。

自律神経は、呼吸や心拍、それから体温調節など、私たちの意志とは関係なく働いてくれている体のさまざまなシステムをコントロールしている神経で、交感神経と副交感神経があります。

交感神経と副交感神経はバランス関係にあって、**体が活発になっているときは交感神経が優位になり、リラックスしているときは副交感神経が優位になります。**尿酸値を上げることにつながるのが、ストレスで交感神経が優位になりすぎるときです。心拍、血圧、発汗などのあらゆる機能が過剰になることでプリン体がつくられ、尿酸が増えると考えられています。

この交感神経が優位になりすぎている状態を、自分の意志で唯一コントロールできるのが呼吸です。自律神経が集まっている横隔膜周辺を呼吸によって弛緩《しかん》させることで副交感神経が優位になることがわかっています。

その呼吸を身につけるのが「尿酸値リセット呼吸」の「腹式呼吸」です。

また、腹式呼吸だけではなく、「尿酸値リセット呼吸」で深い呼吸ができるようになると、日ごろ使うことがおろそかになっているインナーマッスルを鍛えられるようになります。というのは、呼吸で使う筋肉は、体幹を支える筋肉だからです。使わなければいけない筋肉を使うようになったり、深い呼吸で体の隅々まで酸素や栄養を届けられるようになるだけで、基礎代謝が上がり、内臓脂肪の減少につながります。「尿酸値リセット呼吸」は、身につけるとどこでも活用できるものなので、ぜひ試してみることをおすすめします。

尿酸値リセット　副交感神経を優位にして痛風発作を防ぐ

腹式呼吸

～ベッドの上で行えばそのままぐっすり眠れる～

1 あおむけになり、両ひざを立てる

床の上にあおむけになり、両ひざを立て、手は体の横に置きます。

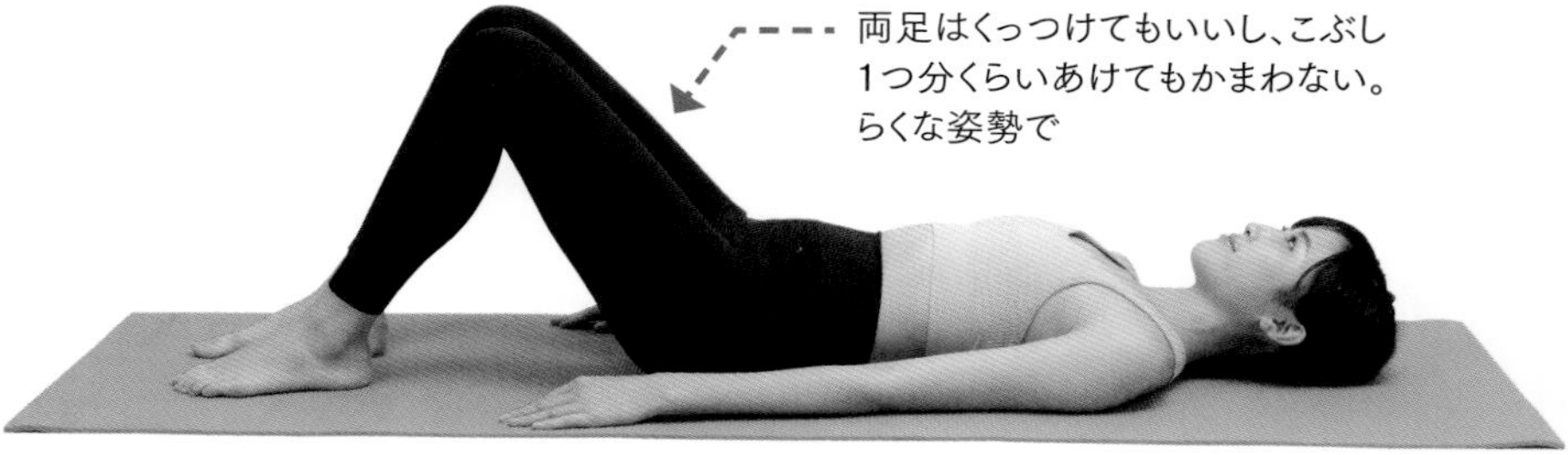
両足はくっつけてもいいし、こぶし1つ分くらいあけてもかまわない。らくな姿勢で
手はおなかの上に置いてもOK。おなかの動きがわかりやすくなる

2 5秒かけて鼻から息を吸う

5秒かけて鼻から息を吸いながら、おなかをふくらませます。

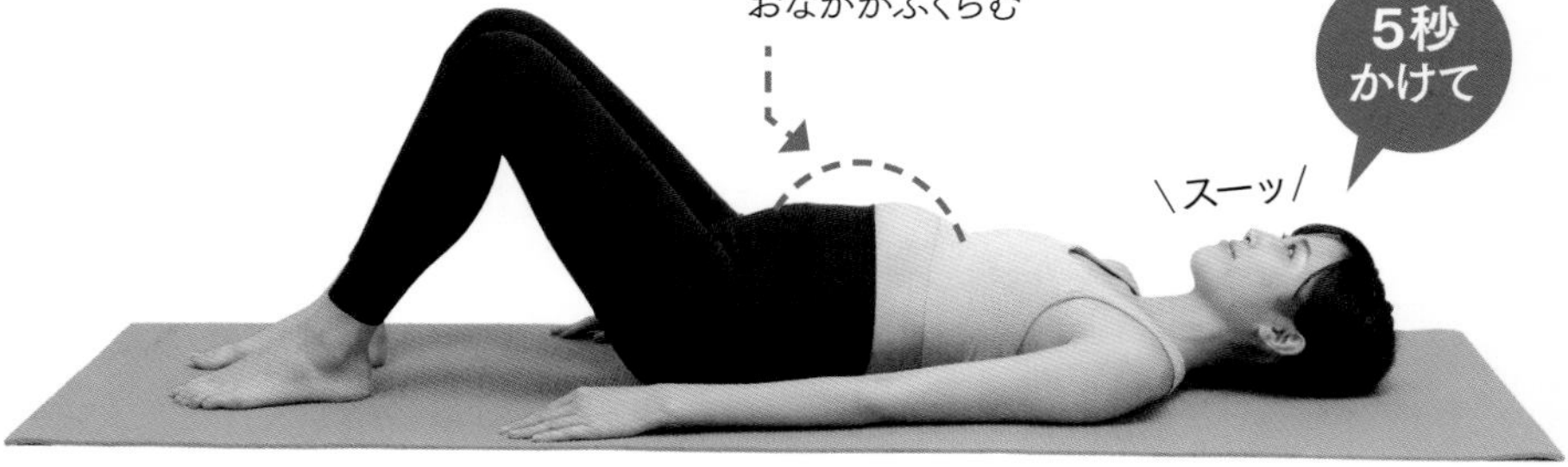
おなかがふくらむ
5秒かけて
\スーッ/
全身リラックスして、息を吸うことに集中する

座ってでもできる!

腹式呼吸は、座った状態でも行えます。あおむけのときより胸が動きやすくなるため、少し難しいかもしれません。おなかに手を当てて、ふくらみを確認しながら行いましょう。

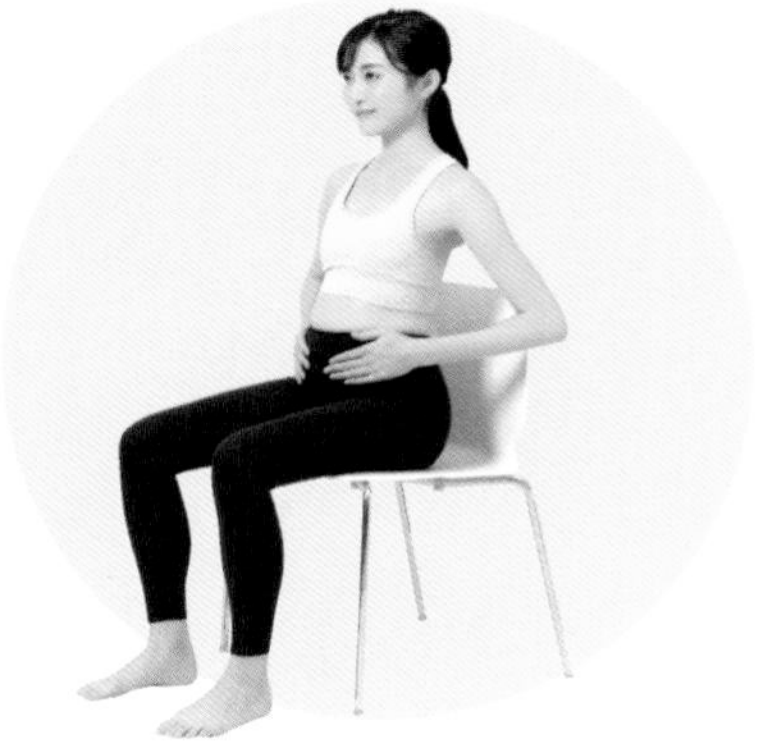

3 10秒かけて口から息を吐く

10秒かけて口から息を吐きながら、おなかをへこませます。
2～3をくり返し、約1分間続けましょう。

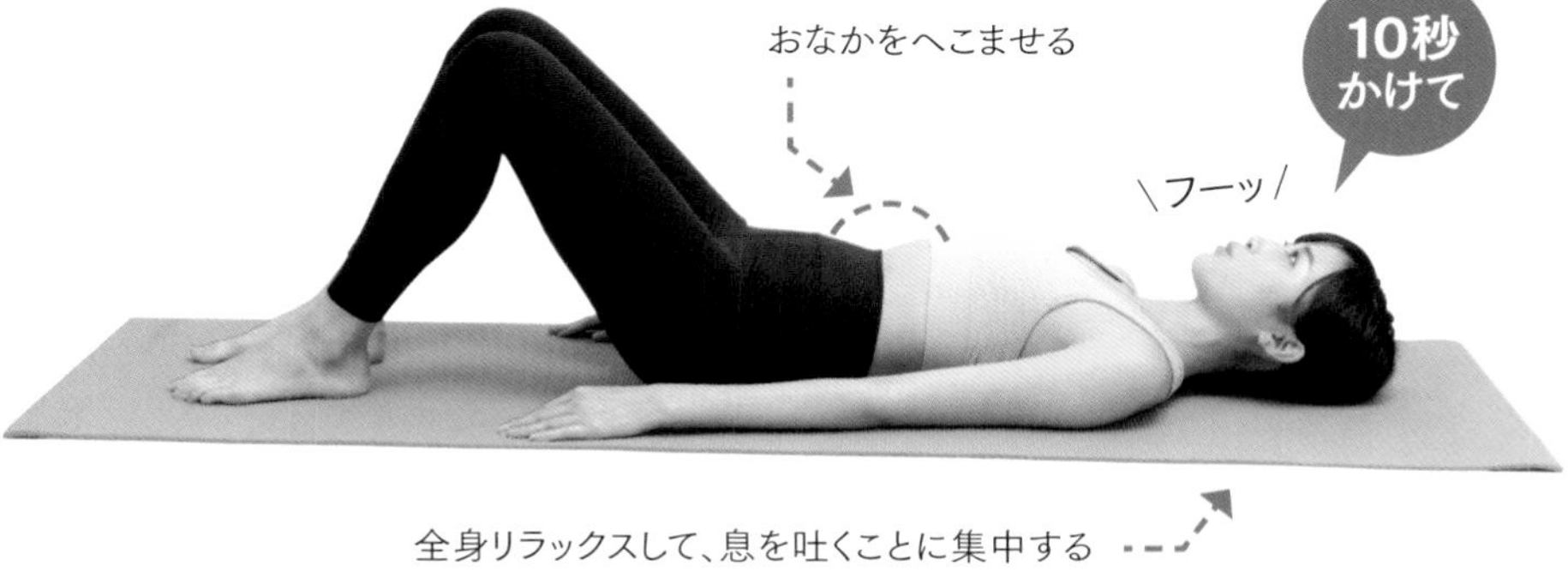

おなかをへこませる
10秒かけて
\フーッ/
全身リラックスして、息を吐くことに集中する

目標

1分

※体への負担はないので2分、3分と続けてもかまいません。

うれしいリセット効果

腹式呼吸でいつでもリラックス

腹式呼吸で横隔膜を刺激すると、心を落ち着かせてくれる副交感神経が優位になります。腹式呼吸は、緊張してきたり、イライラしてきたりしたときの特効薬になるのです。

胸式呼吸

～深い呼吸が身につくと姿勢までよくなる～

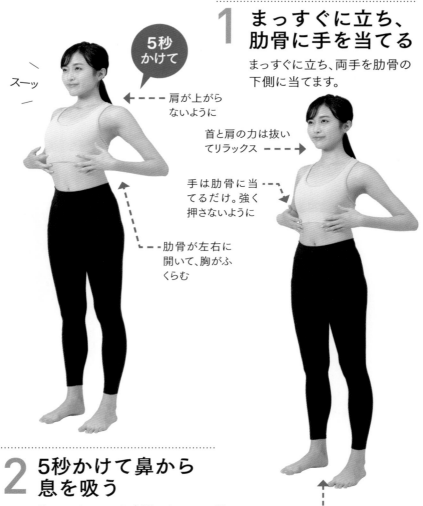

1 まっすぐに立ち、肋骨に手を当てる

まっすぐに立ち、両手を肋骨の下側に当てます。

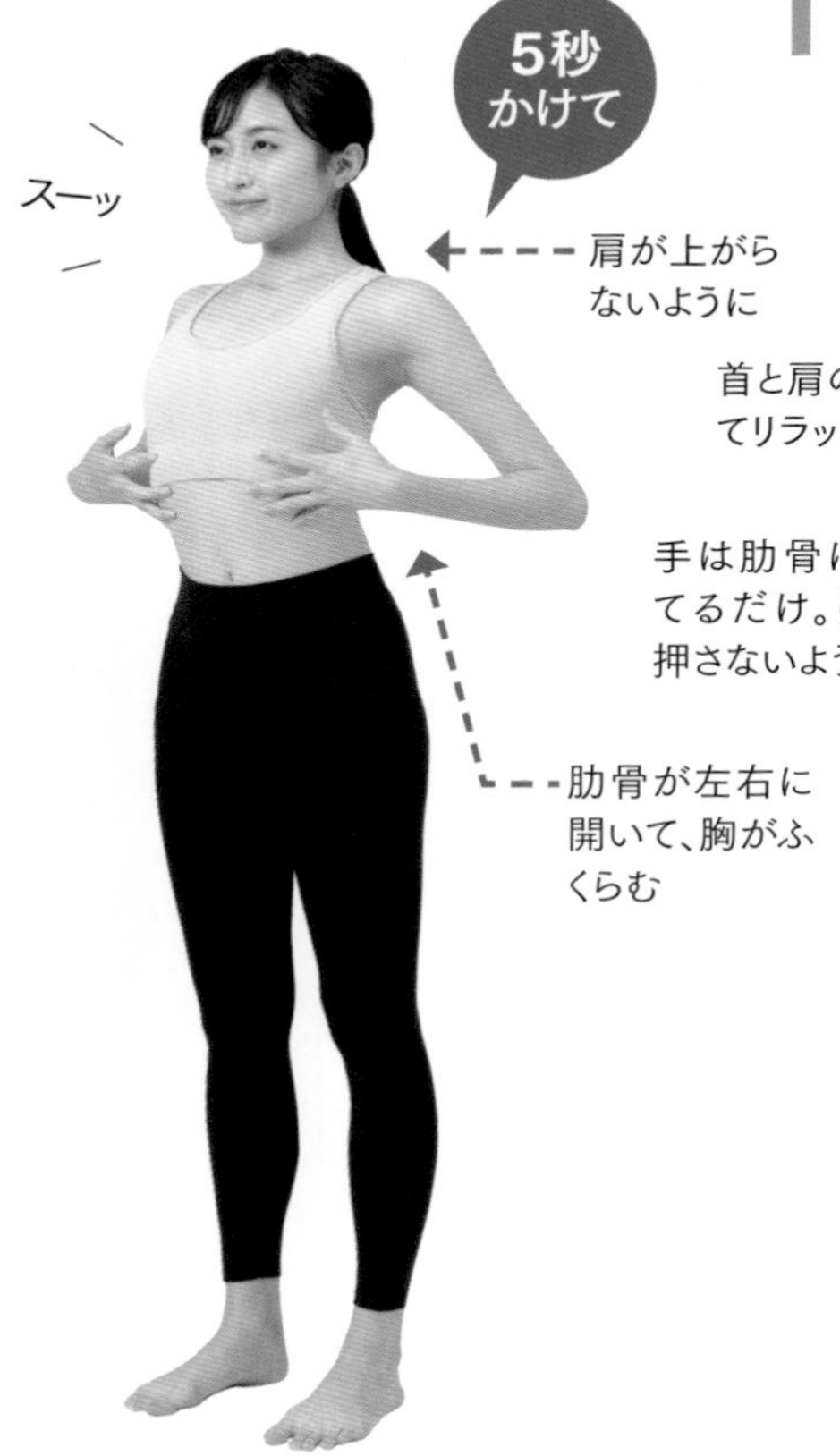
5秒
かけて
スーッ
肩が上がらないように
肋骨が左右に開いて、胸がふくらむ

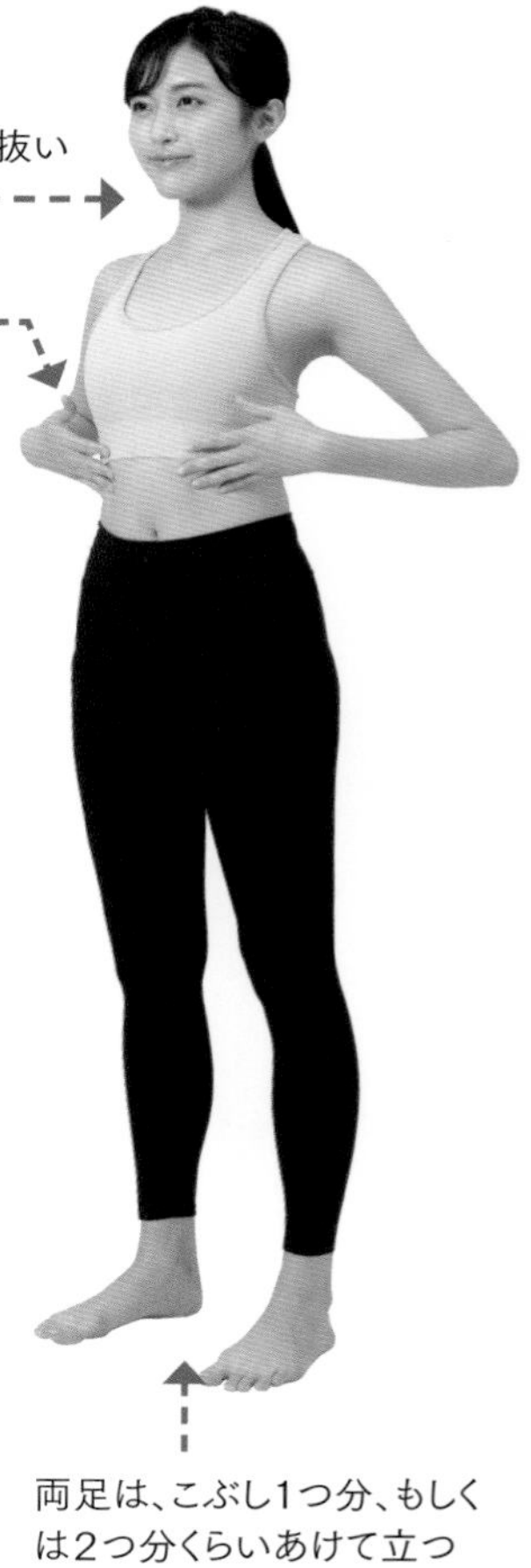
首と肩の力は抜いてリラックス
手は肋骨に当てるだけ。強く押さないように
両足は、こぶし1つ分、もしくは2つ分くらいあけて立つ

2 5秒かけて鼻から息を吸う

胸がふくらむのを意識しながら、5秒かけて鼻から息を吸い込みます。

座って行ってもOK!

胸式呼吸は、座った状態でも行えます。立っているときより下半身が安定するため、より胸をふくらませることに集中できます。背すじを伸ばすと、さらに肋骨が開きやすくなります。

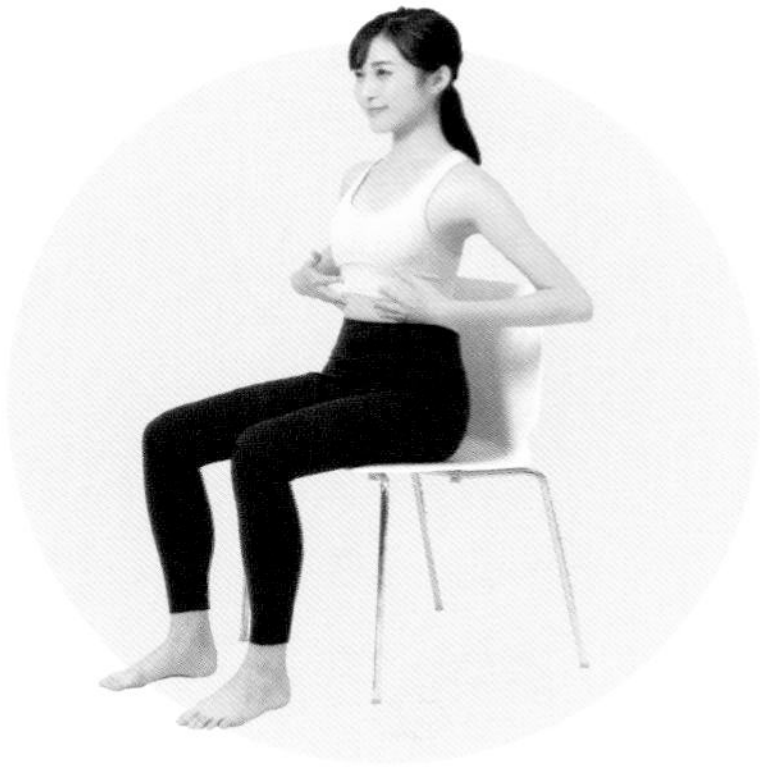

3 10秒かけて口から息を吐く

胸がしぼんでいくのを意識しながら、10秒かけて口から息を吐き出します。②～③をくり返し、約1分間続けましょう。

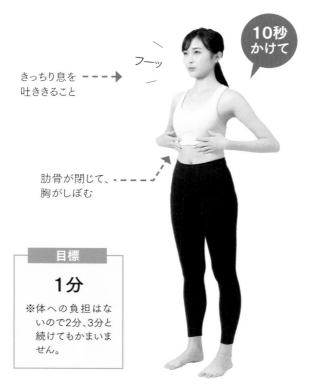

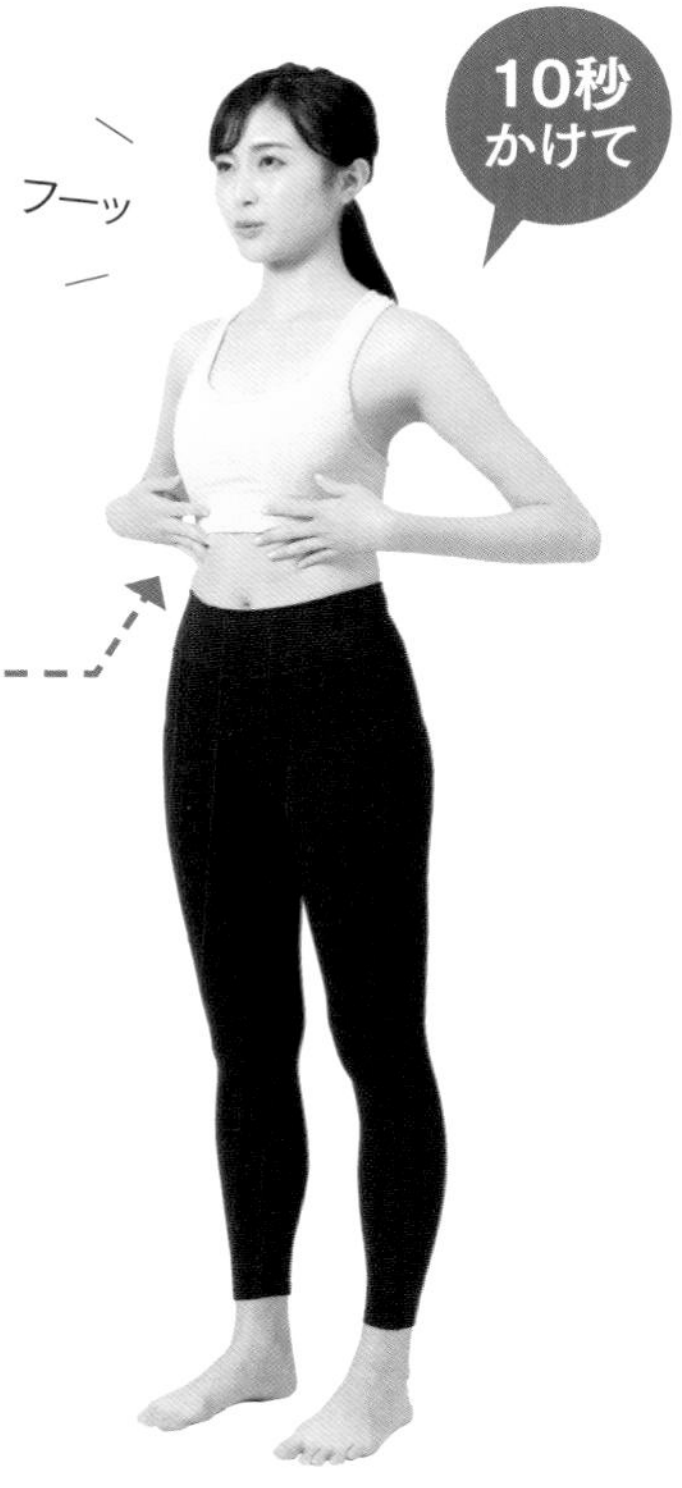
10秒
かけて
フーッ
きっちり息を
吐ききること
肋骨が閉じて、
胸がしぼむ

目標

1分

※体への負担はないので2分、3分と続けてもかまいません。

尿酸値リセット　体幹を強くして内臓脂肪を落とす

丹田呼吸

～丹田を意識することで、いつでもリラックス～

1 まっすぐに立ち、手を腰に当てる

まっすぐに立ち、両手を腰に当てます。座って行ってもOK。

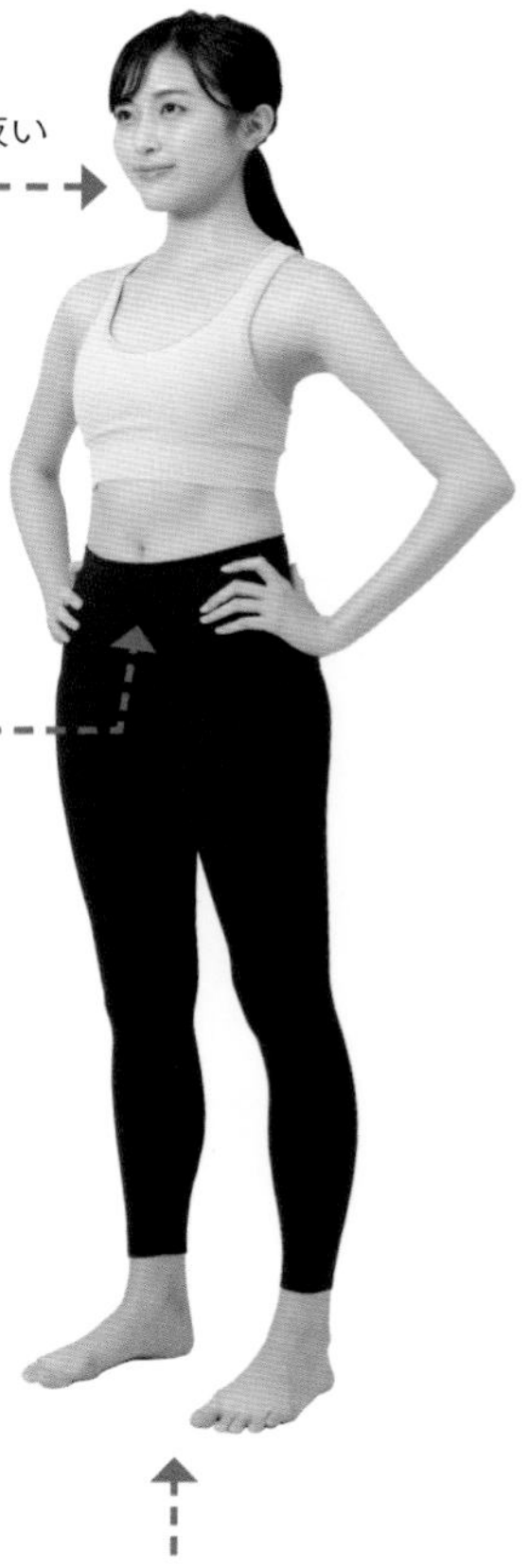
首と肩の力は抜いてリラックス
丹田の位置を確認しておく。丹田は、おへその5㎝ほど下になる
両足は、こぶし1つ分、もしくは2つ分くらいあけて立つ

2 息を吐ききる

丹田にある空気をすべて吐ききることをイメージしながら、口から息を吐き出します。

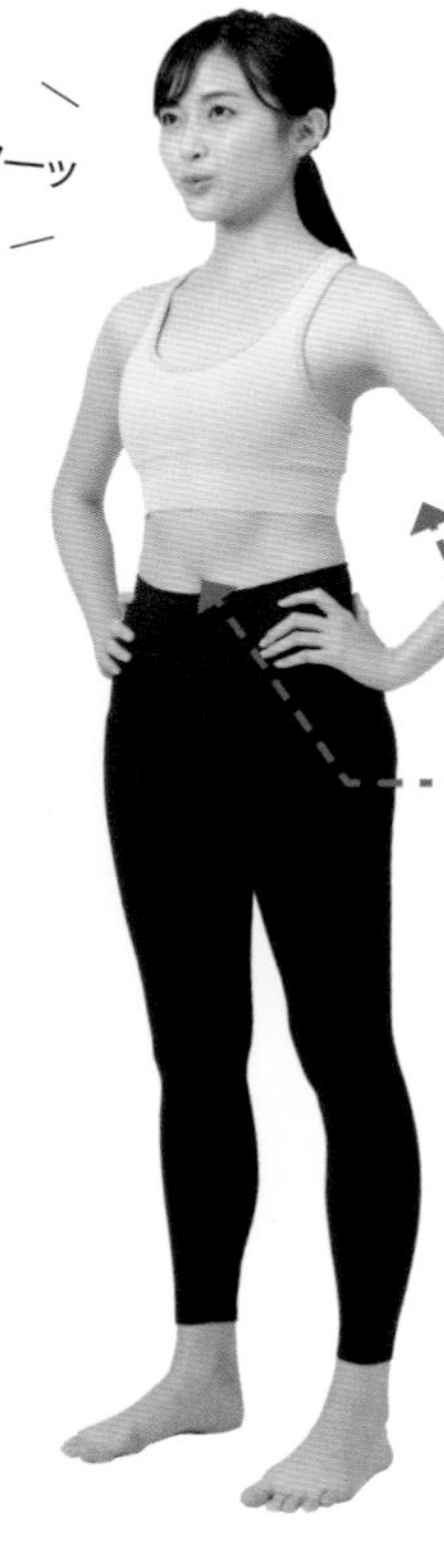
きっちり息を吐ききること
フーッ
背中が丸くならないように
おなかがへこみ、少し硬くなる

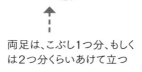

うれしいリセット効果

腹式呼吸効果がさらにアップ

東洋医学では、丹田は気が集まる重要な場所といわれています。丹田を意識して呼吸を行うことで、腹式呼吸によるリラックス効果がさらに高まります。

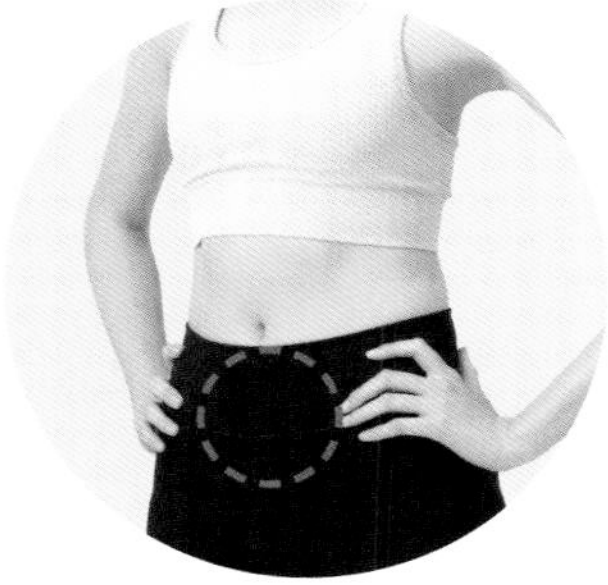

3 鼻から息を吸う

丹田に空気がたまるのをイメージしながら、鼻からゆっくり息を吸い込みます。2〜3をくり返し、約1分間続けましょう。

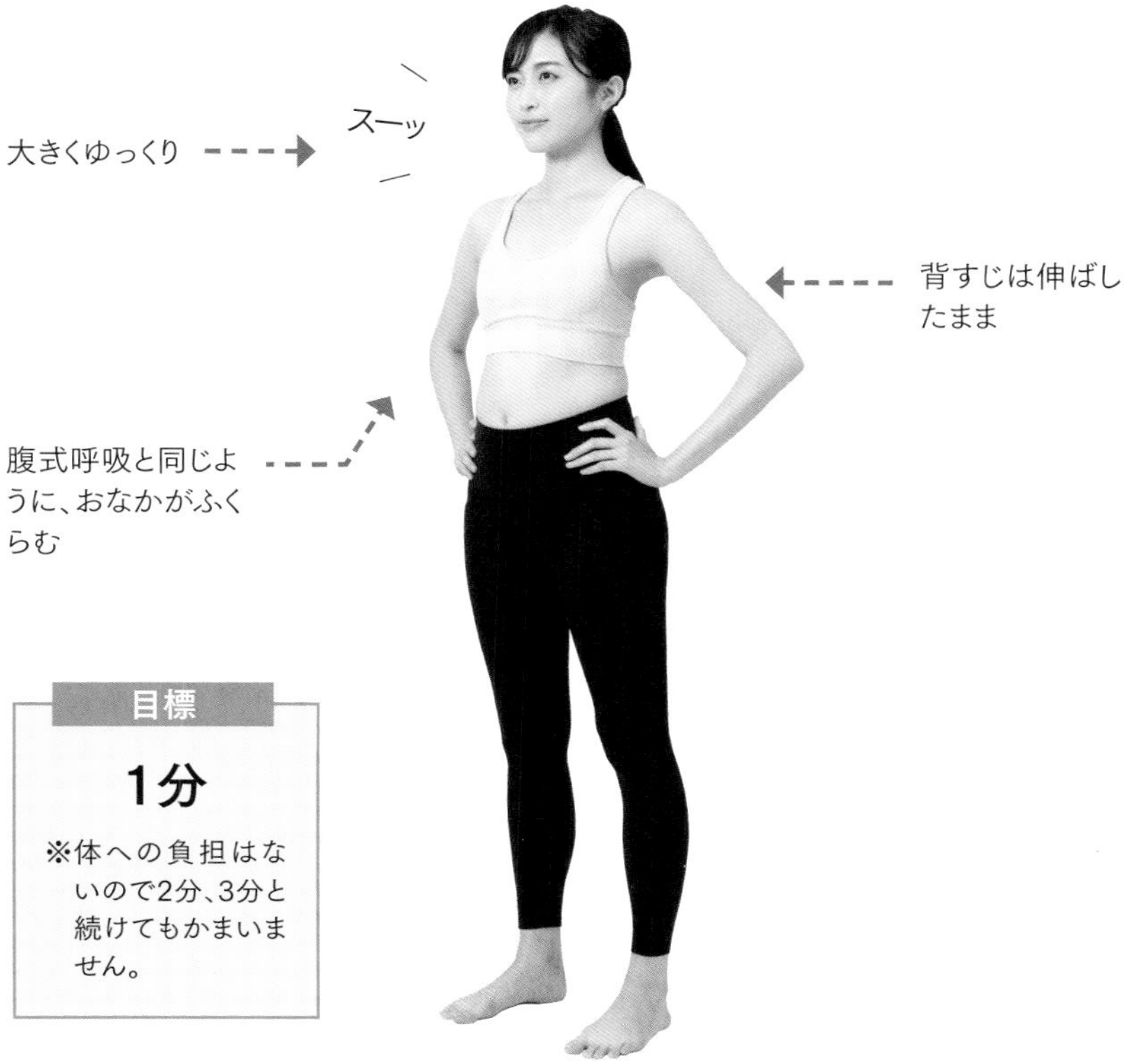
スーッ
大きくゆっくり
背すじは伸ばしたまま
腹式呼吸と同じように、おなかがふくらむ

目標

1分

※体への負担はないので2分、3分と続けてもかまいません。

基礎代謝を上げ内臓脂肪燃焼に働きかける「尿酸値リセット筋トレ」

次に紹介するのは、基礎代謝を上げて**内臓脂肪燃焼に働きかける「尿酸値リセット筋トレ」**です。

第2章で話したように、基礎代謝は生きているだけで消費するエネルギーです。ところが残念なことに、**基礎代謝は加齢とともに落ちてきます。**若いころと食事量は同じなのにおなかまわりが気になってくるのは、基礎代謝の低下が原因の1つです。

基礎代謝を上げる方法はいろいろありますが、手っ取り早いのが、筋力をアップさせることです。といっても、尿酸値を下げることを目的とした運動の場合、激しい筋トレは逆効果。そこでおすすめするのが、**筋力を落とさない、維持するレベルの筋トレ**です。

「尿酸値リセット筋トレ」では、**簡単な動作で筋肉に軽い負荷をかけて刺激を与え、**

年齢とともに衰える筋肉を維持します。

ほかの2つのテーマの運動についても紹介しておきましょう。

1つは、軽めの有酸素運動である「尿酸値リセット足踏み」。脂肪燃焼に効果があるのは有酸素運動ですが、あまり強度が高くなると、尿酸値を上げることにつながる可能性があります。

そこで、部屋の中でできる有酸素運動を紹介します。足踏みするだけの単純な動作ですが、一定のリズムでくり返すことで脂肪を燃焼してくれることになります。

もう1つは、イスがあれば、ながらでどこでもできる「尿酸値リセットストレッチ」です。ストレッチで硬くなっている筋肉をゆるめると副交感神経が優位になるといわれています。

イスがあればどこでもできるストレッチなので、デスクに座っているときのちょっとしたあき時間でもできる運動です。

ながらもも上げ

～イスに座って、交互にももを上げるだけ～

1 イスに座る

背もたれを使わずにイスに座り、
手はイスの端を握ります。

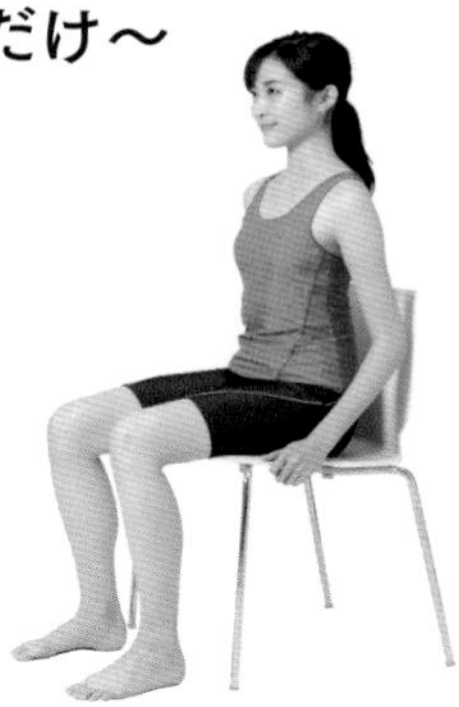

2 ももを片方ずつ上げる

ももをゆっくり交互に上げます。
左右5回くり返しましょう。

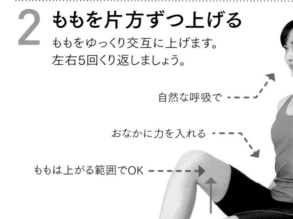

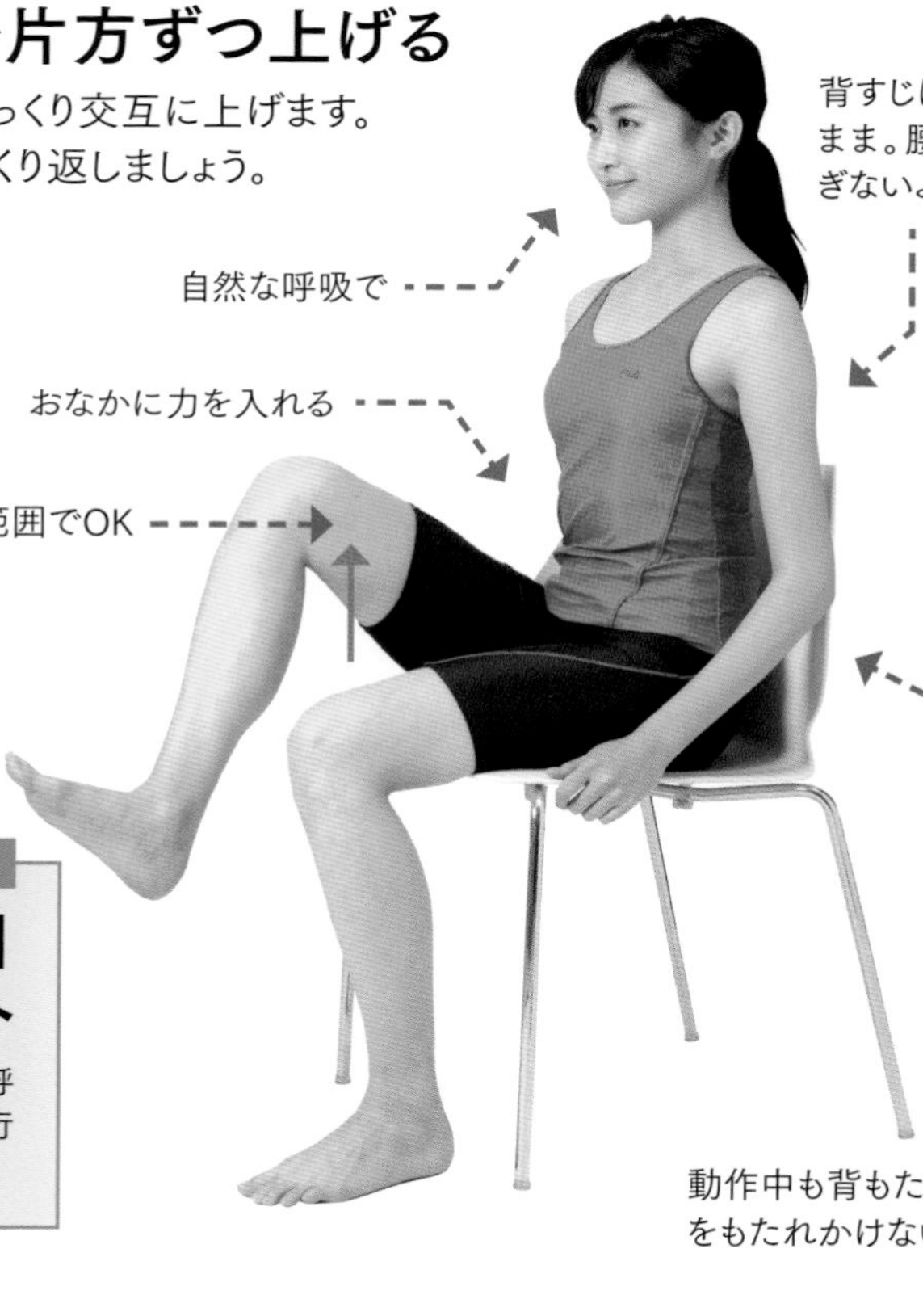
背すじは伸ばしたまま。腰を反りすぎないよう注意
自然な呼吸で
おなかに力を入れる
ももは上がる範囲でOK
動作中も背もたれに背中をもたれかけない

目標

**左右5回
×2セット**

※息を止めず、呼吸をしながら行いましょう。

尿酸値リセット 筋肉を維持しながら尿酸値を下げる②

ながらひざ伸ばし

～イスに座って、交互にひざを伸ばすだけ～

1 イスに座る

背もたれを使わずにイスに座り、
手はイスの端を握ります。

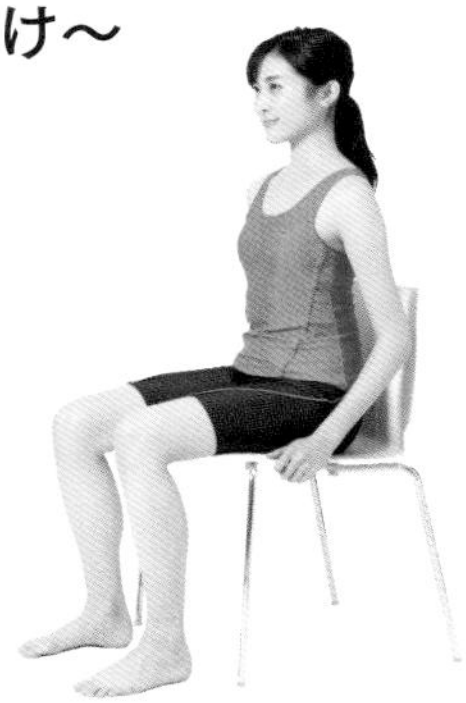

2 ひざを片方ずつ伸ばす

ひざをゆっくり交互に伸ばします。
左右5回くり返しましょう。

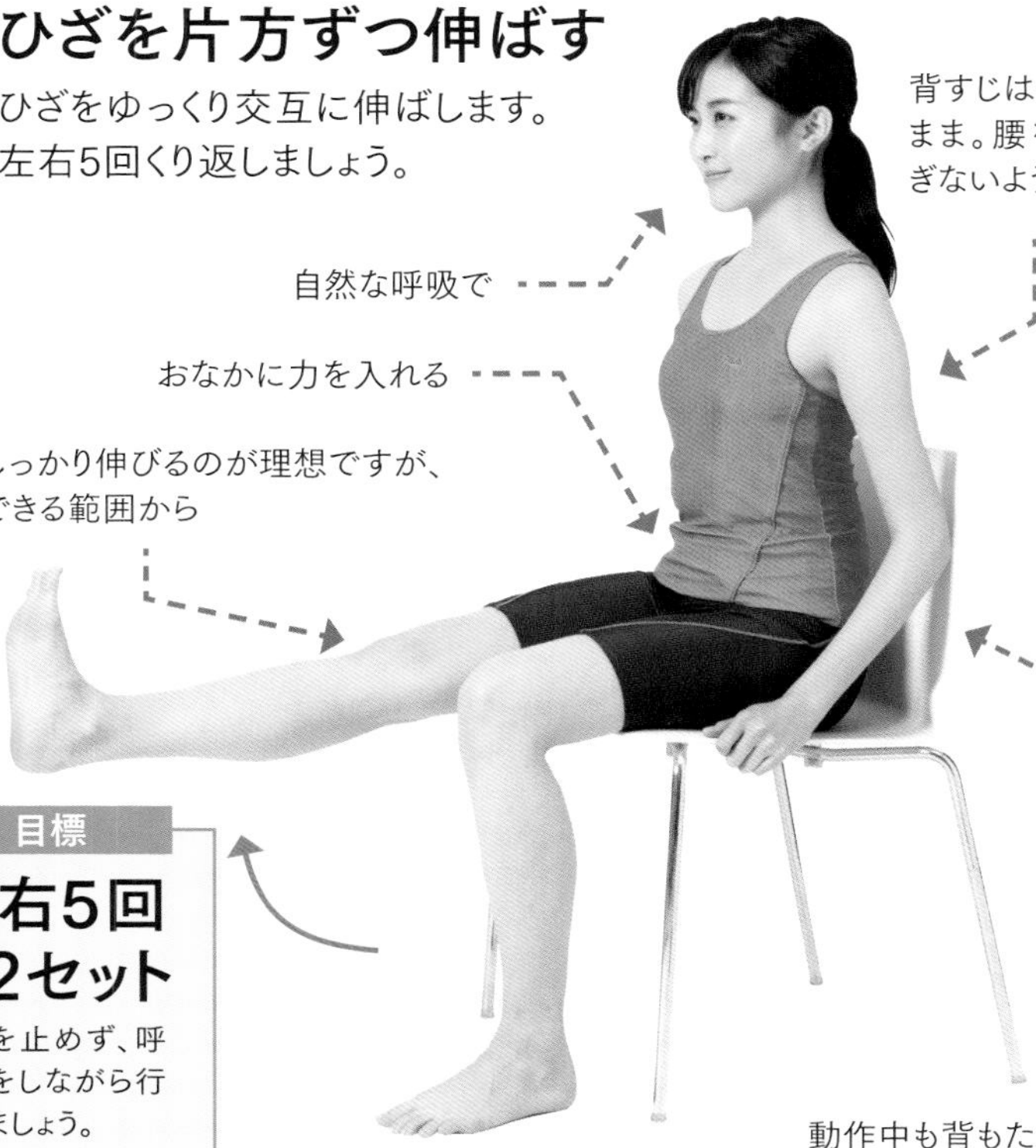
背すじは伸ばしたまま。腰を反りすぎないよう注意
自然な呼吸で
おなかに力を入れる
ひざはしっかり伸びるのが理想ですが、まずはできる範囲から
動作中も背もたれに背中をもたれかけない

目標

左右5回
×2セット

※息を止めず、呼吸をしながら行いましょう。

尿酸値リセット　筋肉を維持しながら尿酸値を下げる③

ながら立ち上がり

～イスに座った状態から立ち上がるだけ～

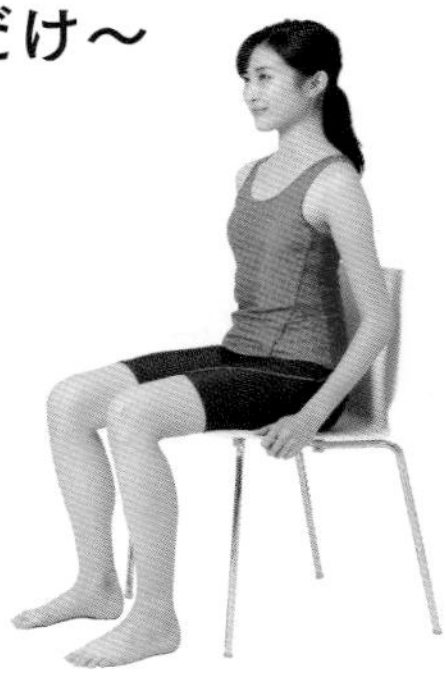

1 イスに座る

背もたれを使わずにイスに座ります。

2 ゆっくり立ち上がる

ゆっくり立ち上がります。5回くり返しましょう。

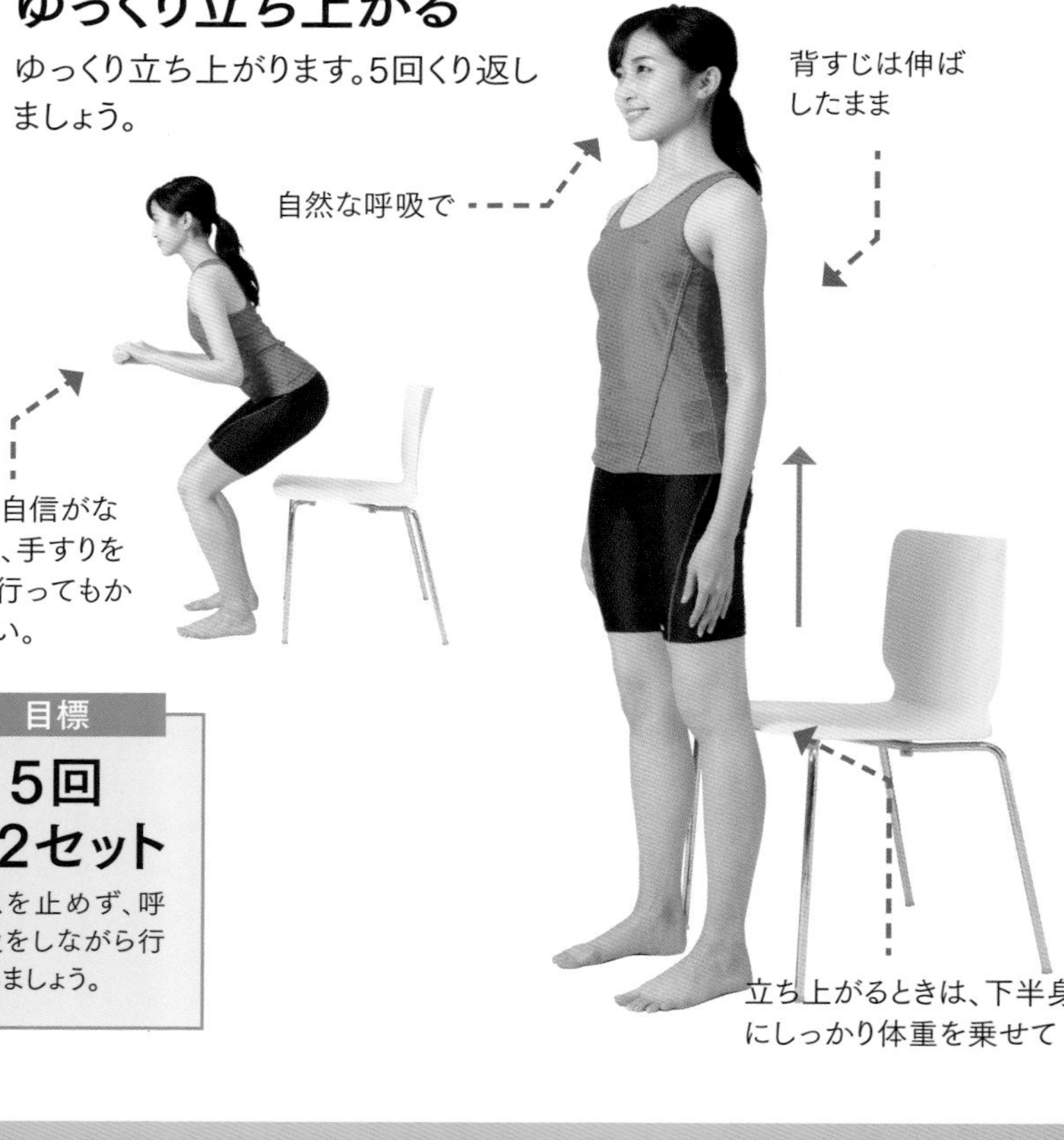

自然な呼吸で
背すじは伸ばしたまま
足腰に自信がない方は、手すりを使って行ってもかまわない。
立ち上がるときは、下半身にしっかり体重を乗せて

目標

5回×2セット

※息を止めず、呼吸をしながら行いましょう。

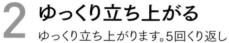

ながらつま先立ち

～イスの背を使って、かかとを上げるだけ～

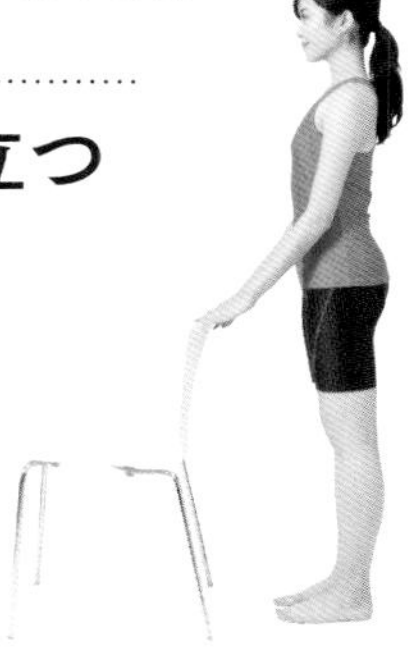

1 イスの後ろ側にまっすぐに立つ

イスの後ろ側に両足をそろえて立ち、
手はイスの背に置きます。

2 かかとを上げて3秒キープする

かかとを上げて3秒キープしたら、ゆっくりかかとを下ろします。5回くり返しましょう。

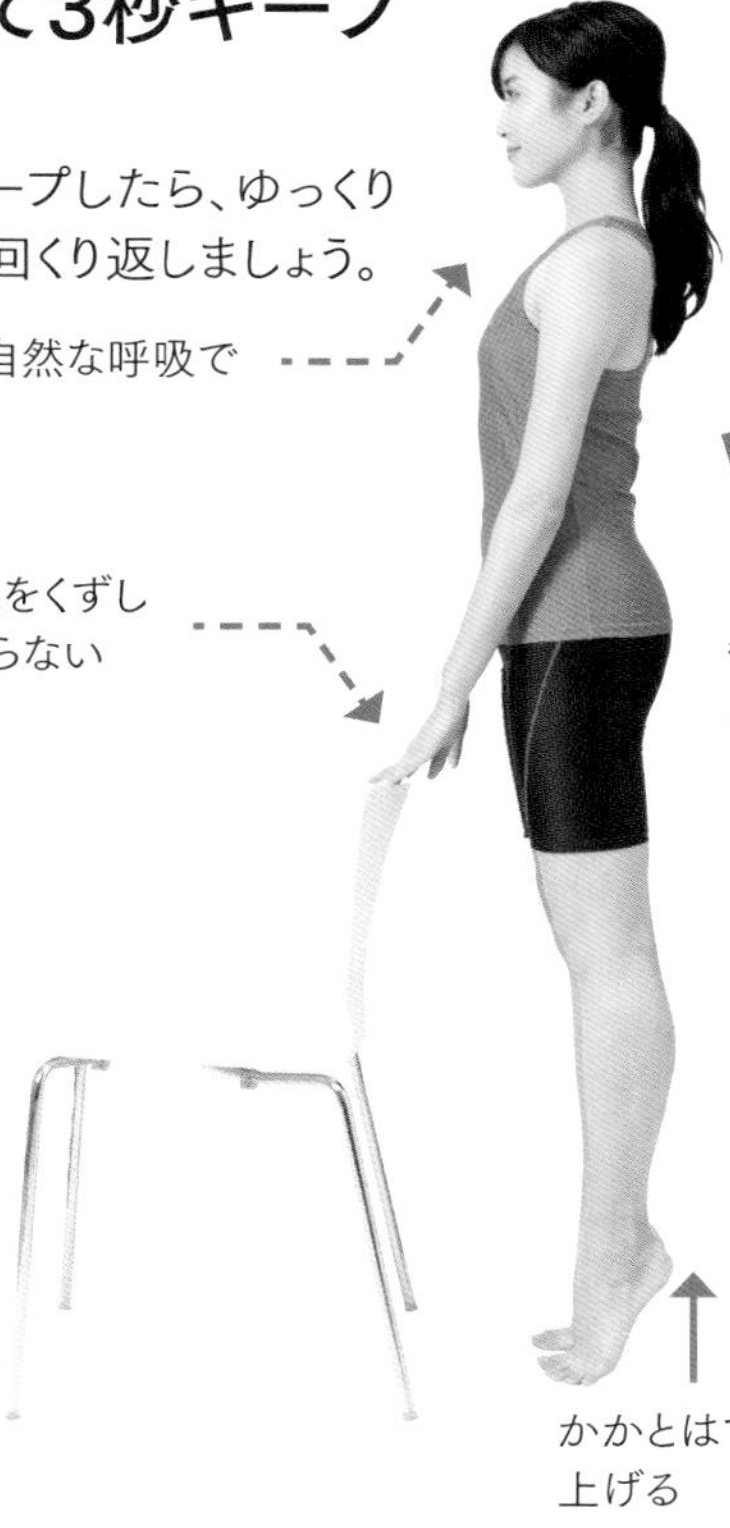
3秒キープ
自然な呼吸で
手は置いたままで、バランスをくずしたとき以外はイスの背を握らない
背すじは伸ばしたまま
かかとはできるかぎり高く上げる

目標

5回×2セット

※息を止めず、呼吸をしながら行いましょう。

スロースクワット

～基礎代謝を落とさないために下半身を強化する～

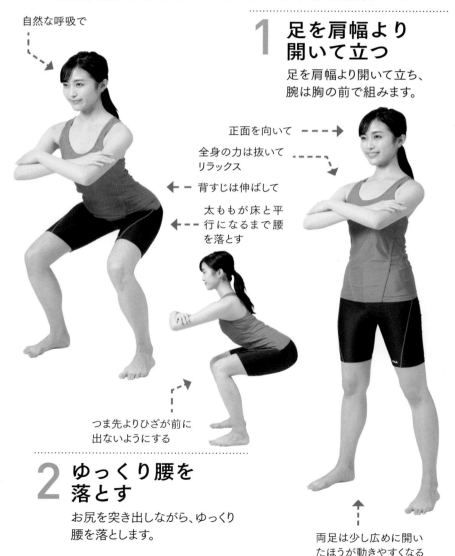

1 足を肩幅より開いて立つ

足を肩幅より開いて立ち、腕は胸の前で組みます。

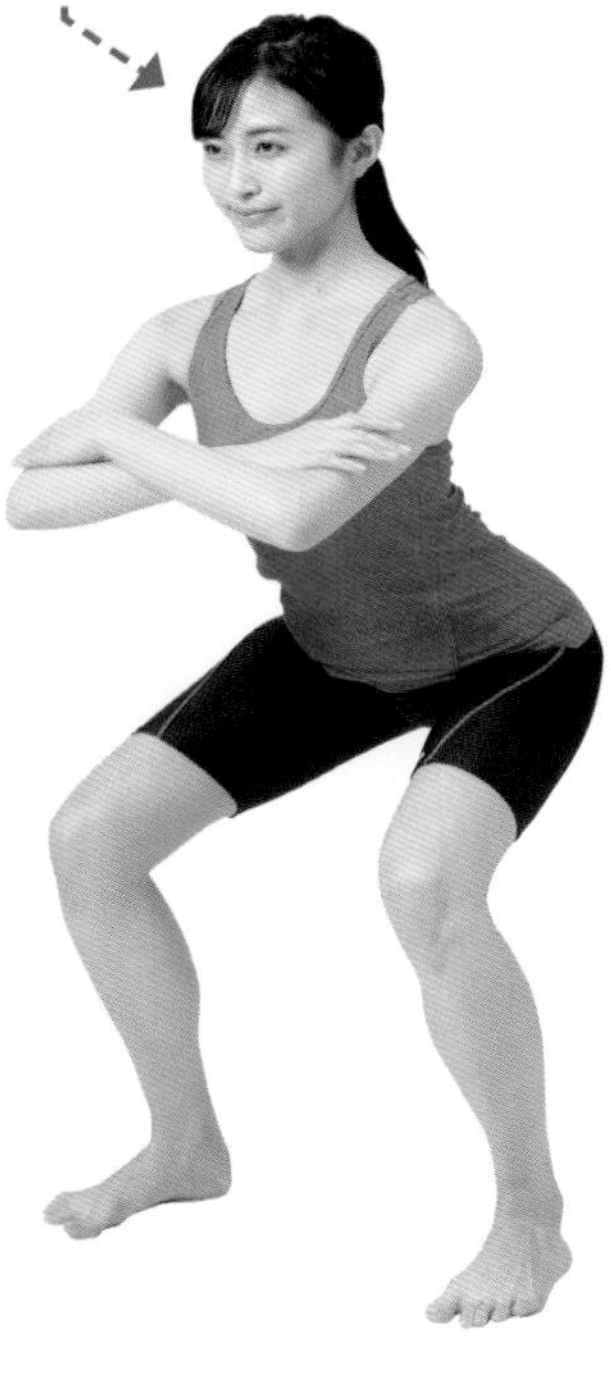
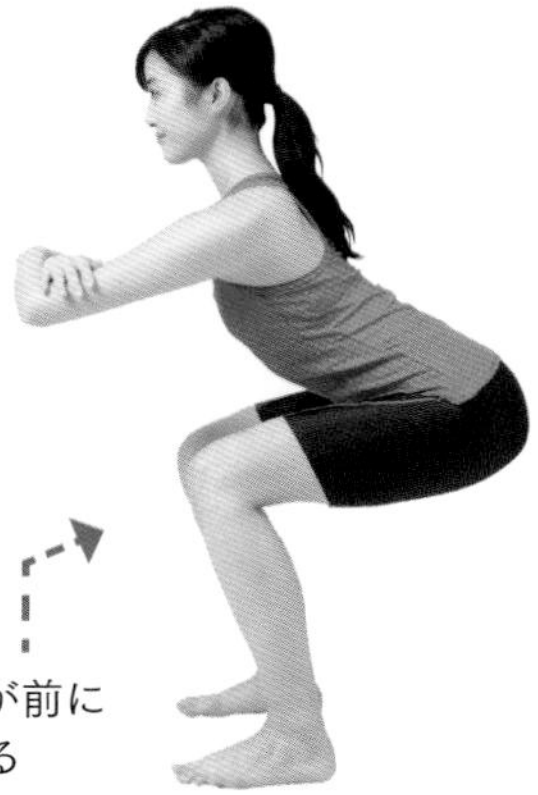
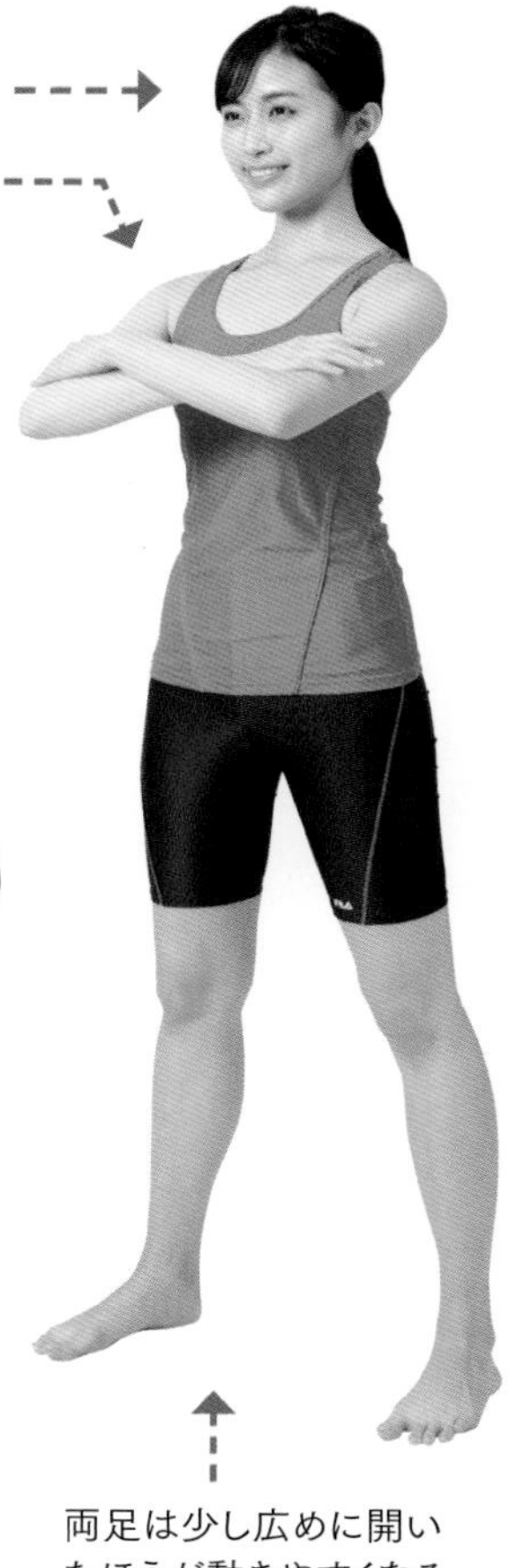
自然な呼吸で
正面を向いて
全身の力は抜いて
リラックス
背すじは伸ばして
太ももが床と平
行になるまで腰
を落とす
つま先よりひざが前に
出ないようにする
両足は少し広めに開い
たほうが動きやすくなる

2 ゆっくり腰を落とす

お尻を突き出しながら、ゆっくり腰を落とします。

筋トレの王道「スクワット」

スクワットは、全身の筋肉の約6〜7割を占めるといわれる下半身を、太ももの表側、後ろ側、お尻、ふくらはぎなどの大きな筋肉を中心に鍛えます。

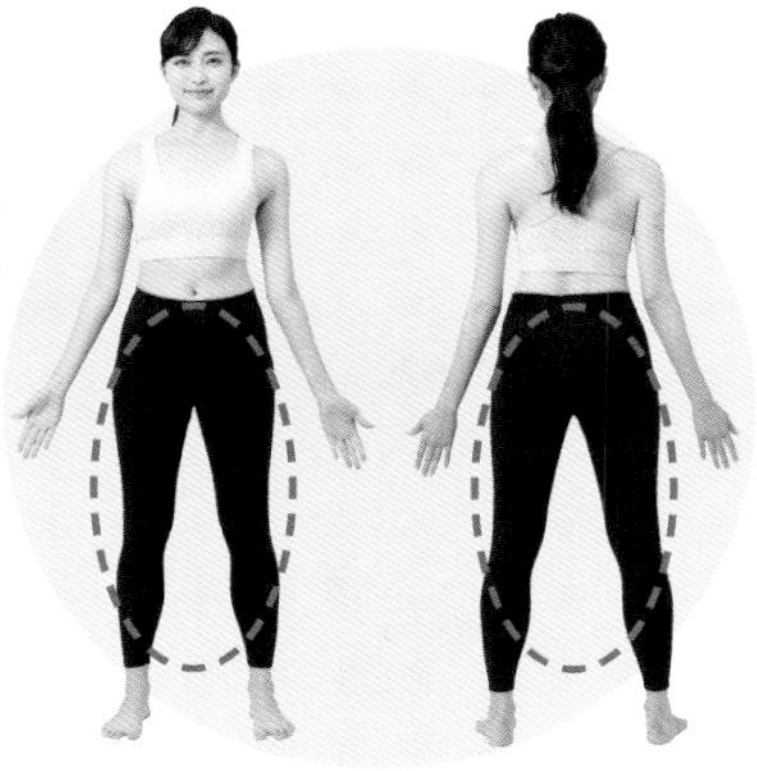

3 40度くらいまで腰を上げる

40度くらいまでゆっくり腰を上げたら、②の状態にゆっくり戻します。②〜③を10回くり返しましょう。

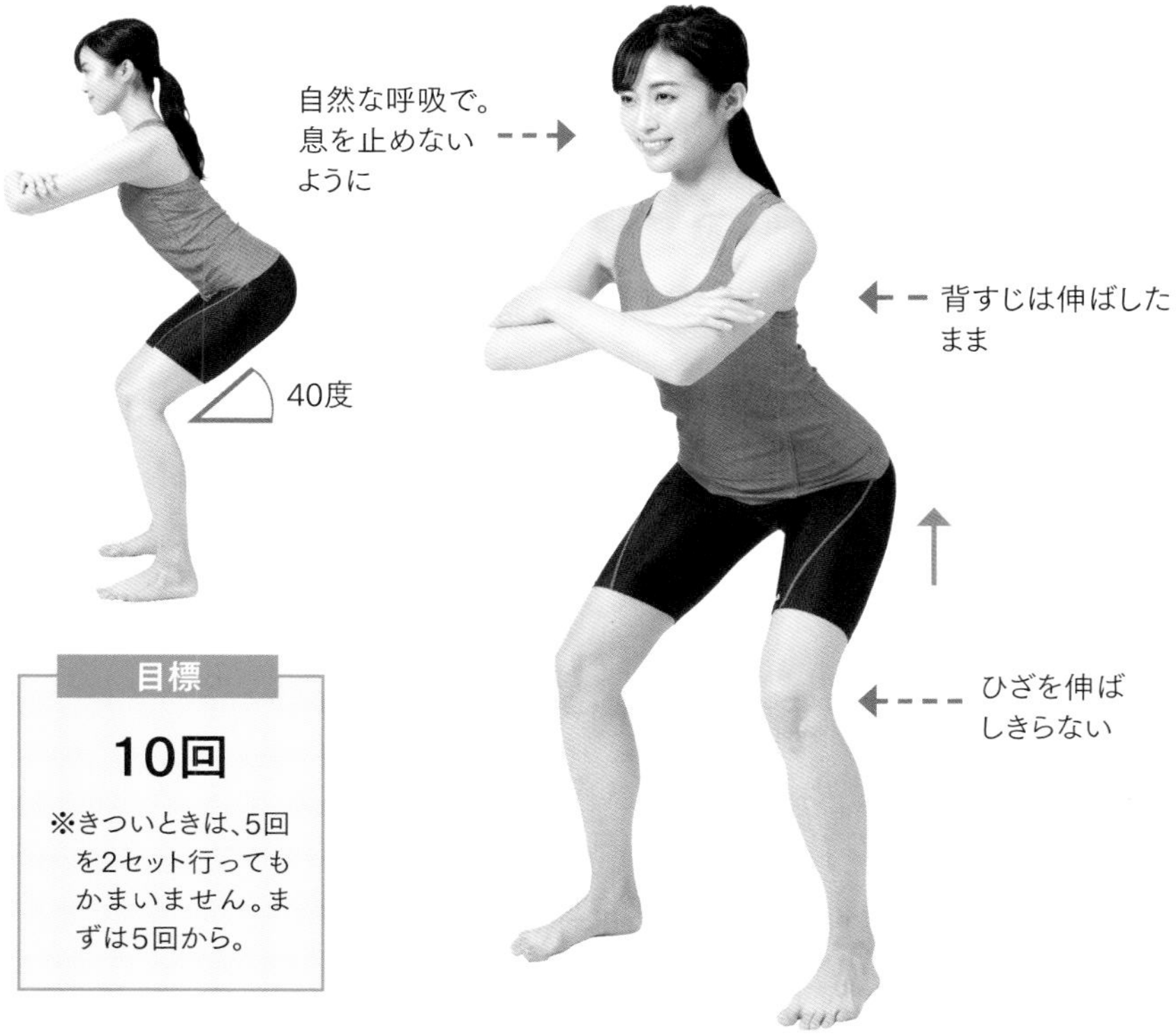

40度
自然な呼吸で。息を止めないように
背すじは伸ばしたまま
ひざを伸ばしきらない

目標

10回

※きついときは、5回を2セット行ってもかまいません。まずは5回から。

フラミンゴエクサ

～片足でバランスをとって体幹を強化する～

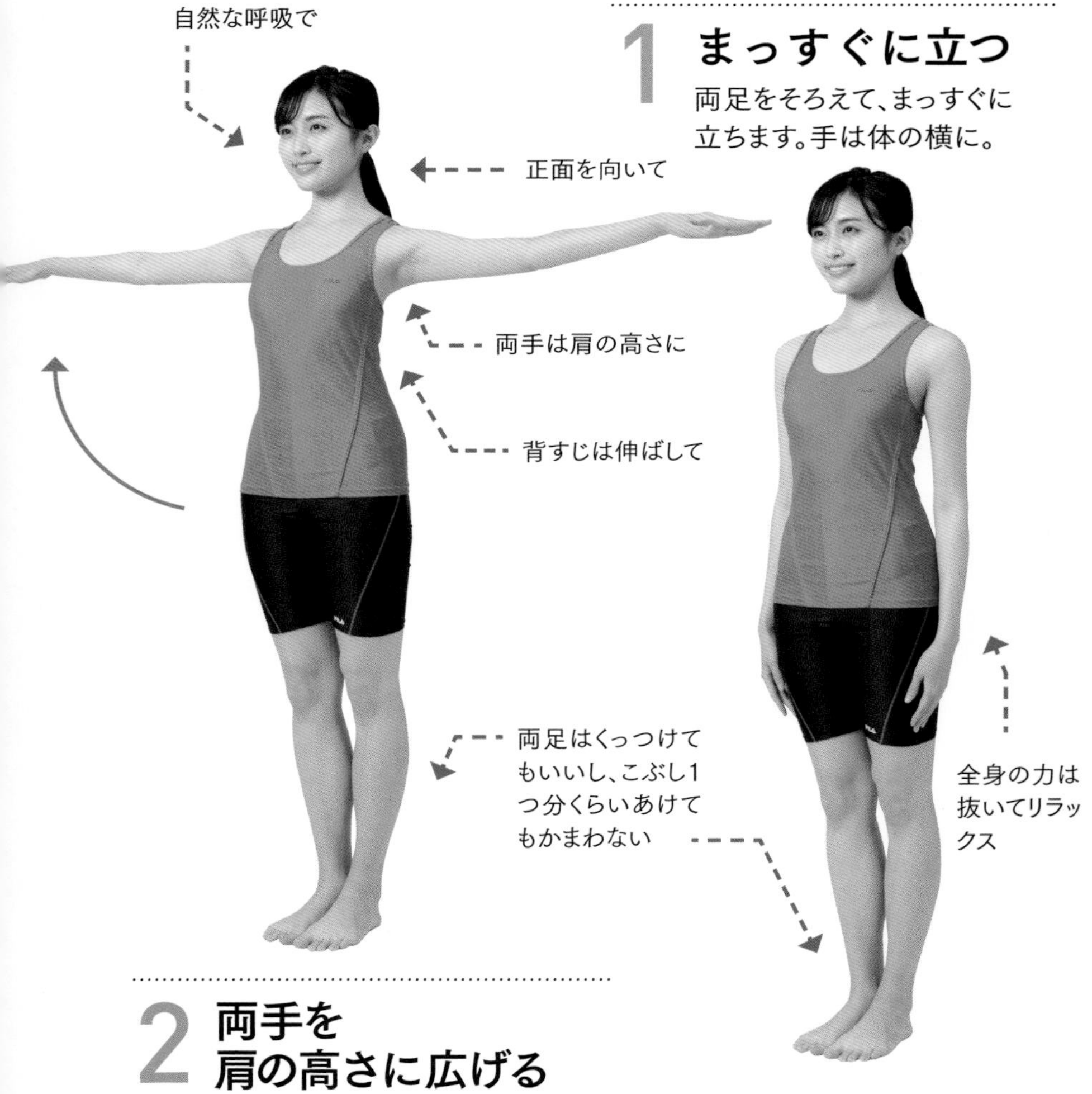
自然な呼吸で
正面を向いて
両手は肩の高さに
背すじは伸ばして
両足はくっつけてもいいし、こぶし1つ分くらいあけてもかまわない
全身の力は抜いてリラックス

1 まっすぐに立つ

両足をそろえて、まっすぐに立ちます。手は体の横に。

2 両手を肩の高さに広げる

まっすぐな姿勢を維持したまま、両手を肩の高さに広げます。

内転筋を鍛えて足ほっそり！

「ながら足パカ」で鍛えられる主な筋肉は、太ももの内側（内転筋）、太ももの後ろ側（ハムストリングス）、お尻の筋肉になります。特に内転筋にはよく効くエクササイズです。

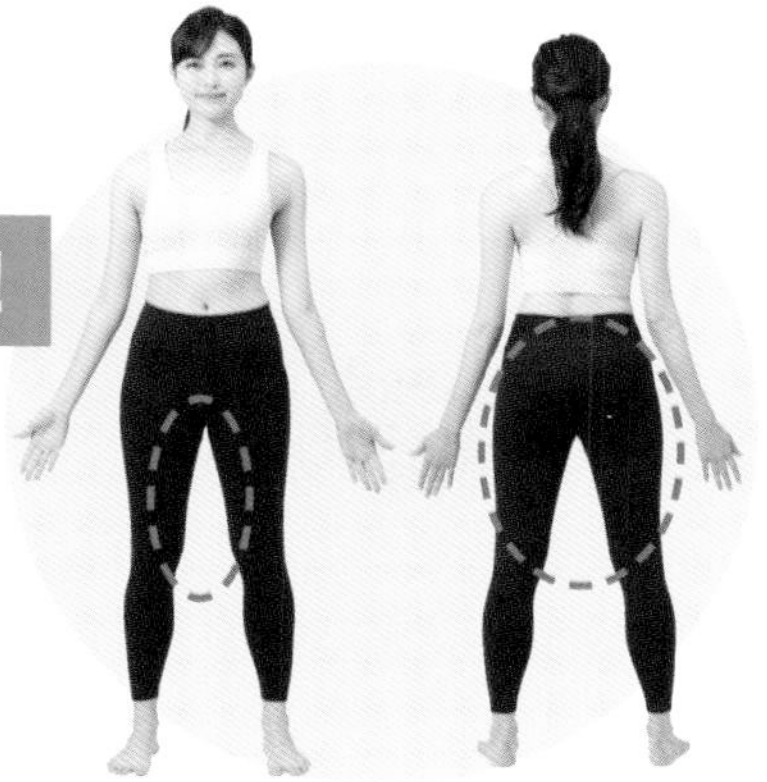

3 足を開いたり、閉じたりする

両足を左右に45度くらい開き、閉じます。足の開閉動作を20回くり返しましょう。

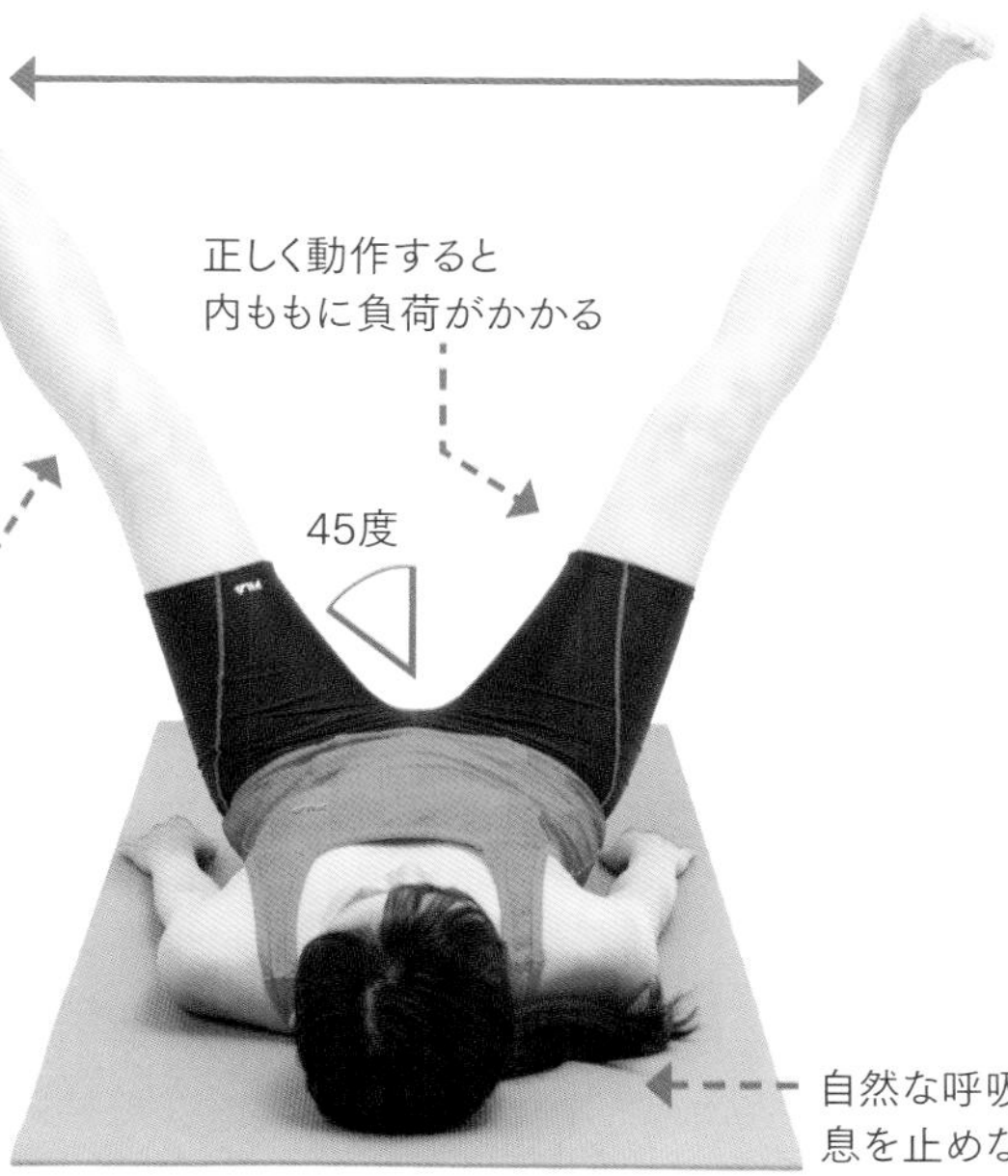

45度以上開き
すぎないように
正しく動作すると
内ももに負荷がかかる
45度
開いたり閉じたりしているときも、足は伸ばしたまま
自然な呼吸で。
息を止めない

目標

20回

※きついときは10回×2セットでもOK。まずは10回から

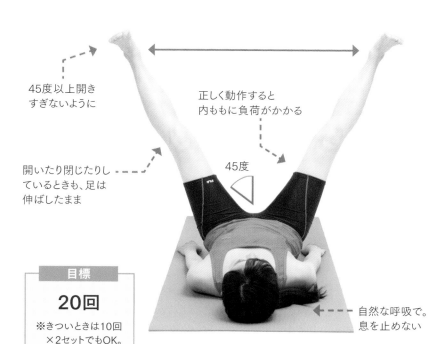

ヒップリフト

～あおむけに寝て、お尻を上げるだけ～

1 あおむけになり、両ひざを立てる

床の上にあおむけになり、両ひざを立て、手は体の横に置きます。

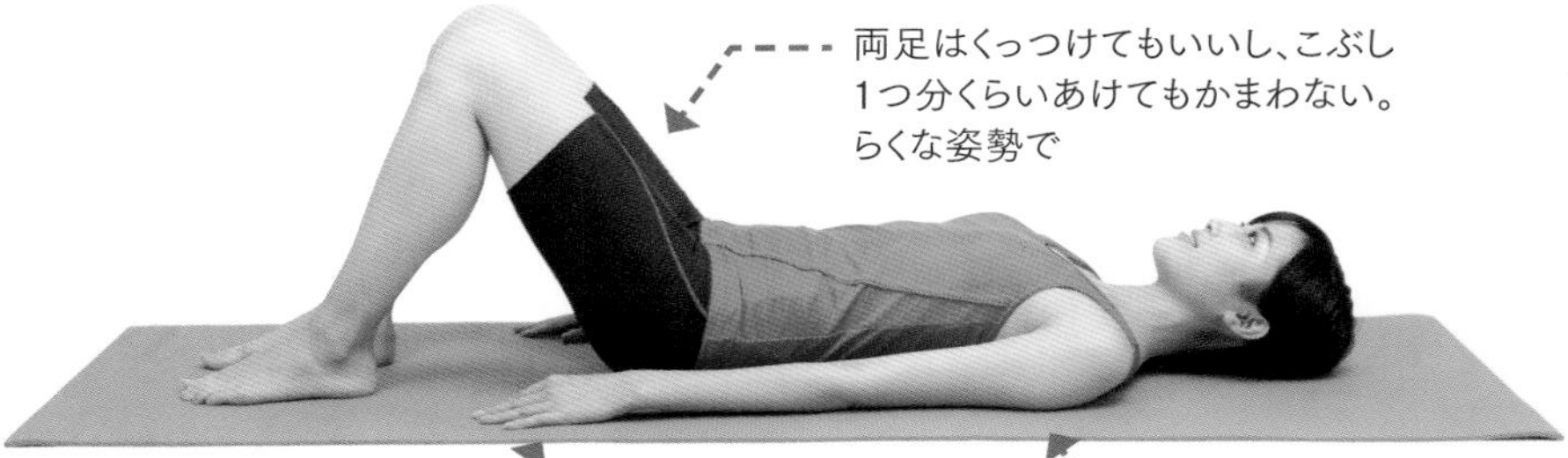

両足はくっつけてもいいし、こぶし1つ分くらいあけてもかまわない。らくな姿勢で
腕は少し開いて置いてもかまわない
首と肩の力は抜いてリラックス

2 3秒かけてお尻を上げる

息を吐きながら3秒かけてお尻をゆっくり上げ、いったん止まります。

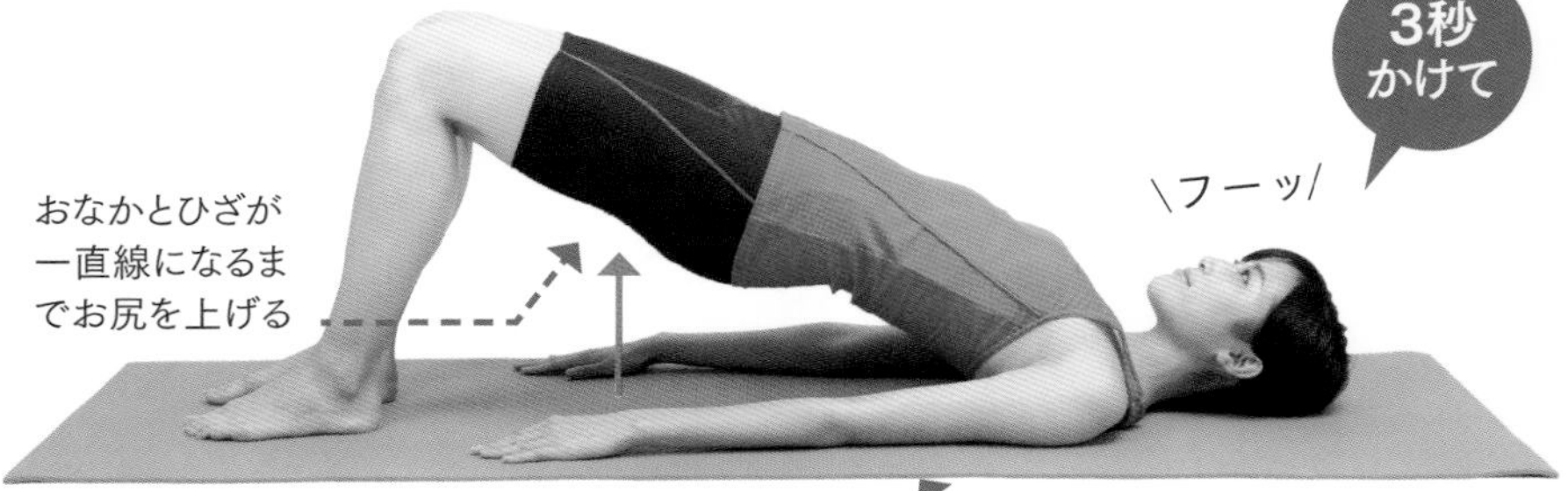

3秒かけて
\フーッ/
おなかとひざが一直線になるまでお尻を上げる
上半身はリラックス

体の軸をつくる筋肉を鍛える！

「ヒップリフト」で鍛えられる主な筋肉は、お尻の大きな筋肉（大殿筋）と、腰から背中に伸びる筋肉（脊柱起立筋）。いずれも体の軸をつくる大切な筋肉になります。

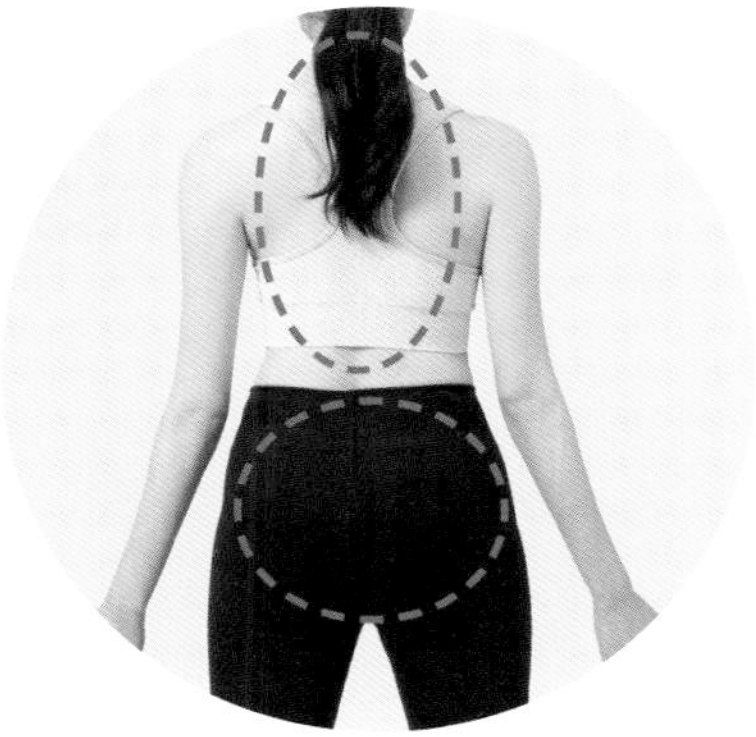

3 3秒かけてお尻を下げる

息を吸いながら3秒かけてお尻をゆっくり下げていきます。[2]～[3]をくり返し、10回行いましょう。

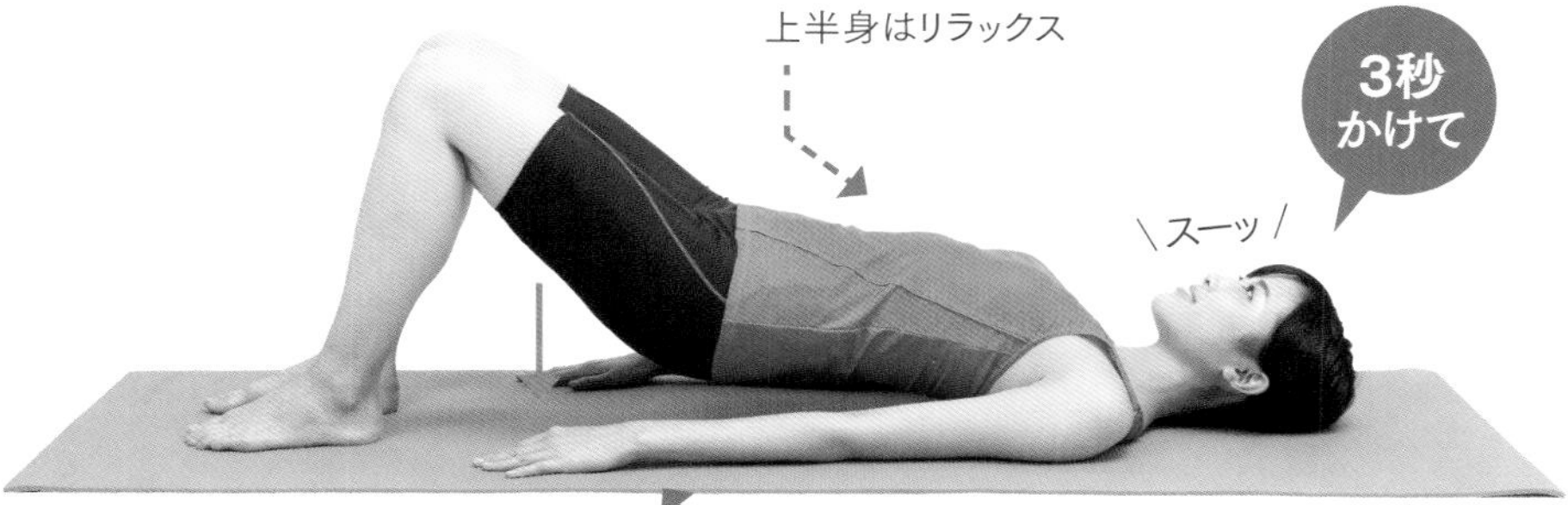

お尻が床に着くまで下ろす。再度お尻を上げるときは反動を使わない

目標

10回×2セット

※きついときは、まず5回×2セットを目標に始めましょう。

うれしいリセット効果

腰痛予防にもなる

長時間座りっぱなし、あまり歩かないなどの生活を続けていると、股関節まわりにある筋肉が硬くなって腰を痛める原因になります。ヒップリフトには股関節をほぐす効果もあります。

レッグレイズ

～あおむけに寝て、両足を上げるだけ～

1　あおむけになり、両ひざを立てる

床の上にあおむけになり、両ひざを立て、手は体の横に置きます。

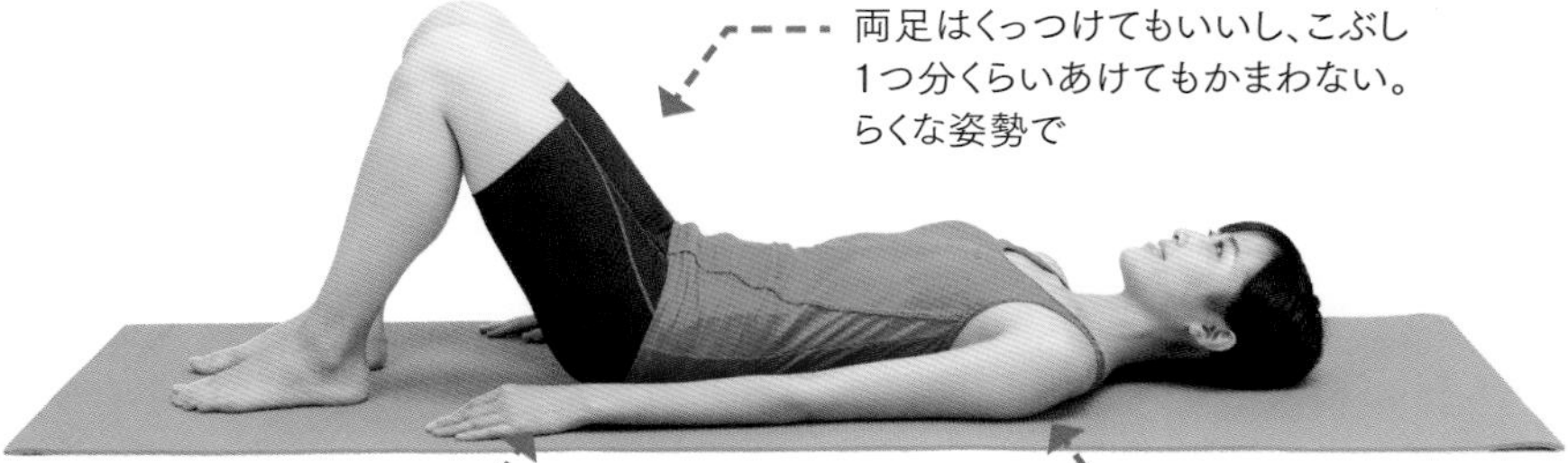

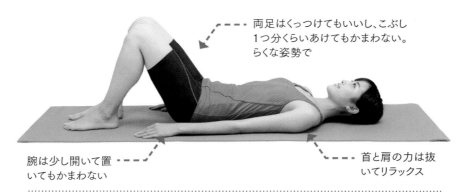

両足はくっつけてもいいし、こぶし1つ分くらいあけてもかまわない。らくな姿勢で

腕は少し開いて置いてもかまわない

首と肩の力は抜いてリラックス

2　足を上げて2秒間キープ

息を吐きながら足をゆっくり頭上に上げ、ひざを伸ばしたら2秒間キープします。

2秒キープ

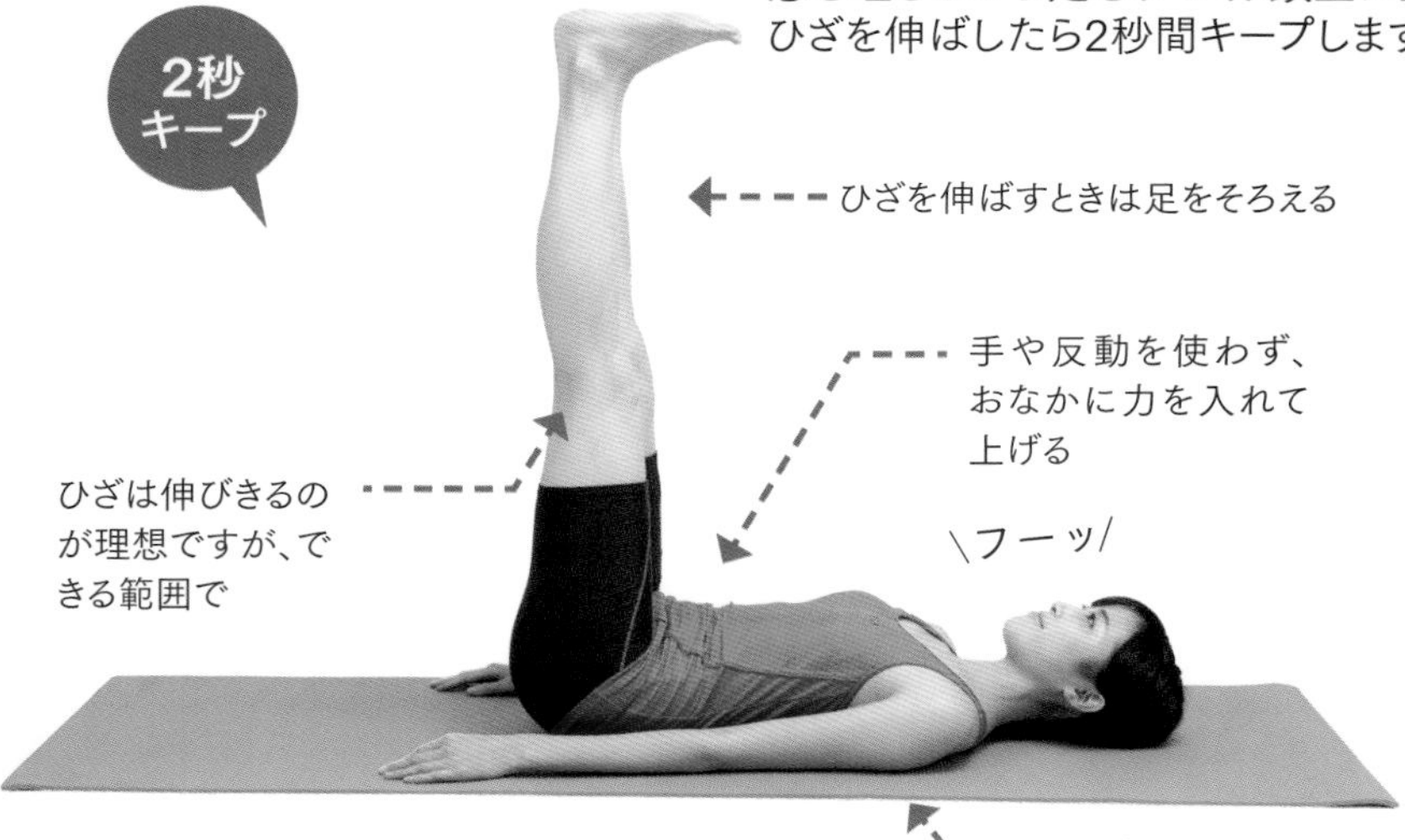

ひざを伸ばすときは足をそろえる

手や反動を使わず、おなかに力を入れて上げる

＼フーッ／

ひざは伸びきるのが理想ですが、できる範囲で

上半身はリラックス

足を動かしておなかの筋肉を刺激する

「レッグレイズ」は足を上げ下げする運動ですが、鍛えられるのは、おなかの筋肉。特におなかの前側にある筋肉（腹直筋）によく効きます。

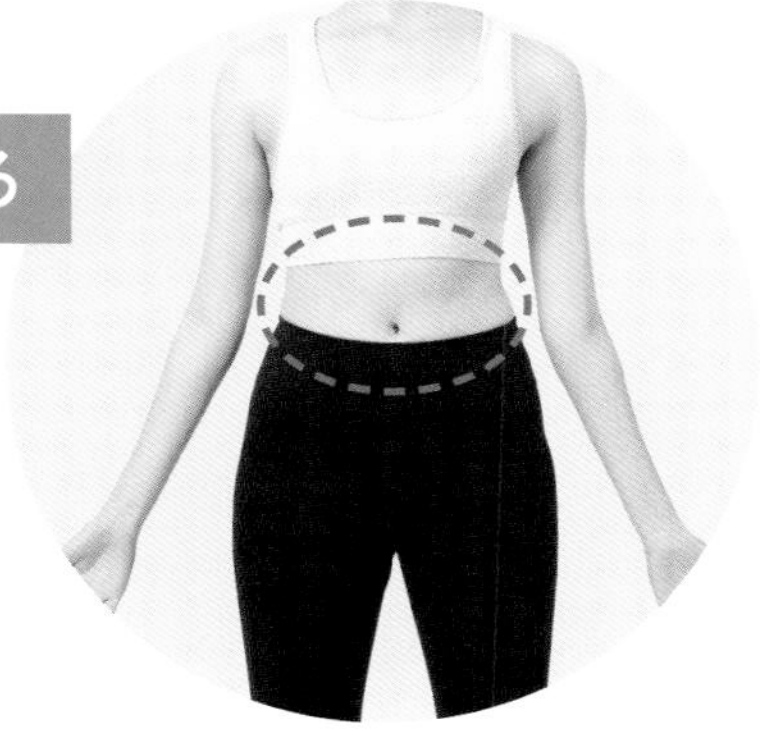

3 ゆっくり足を下ろす

息を吸いながら足を下ろし、ゆっくりと①の姿勢に戻します。①〜③をくり返し、10回行いましょう。

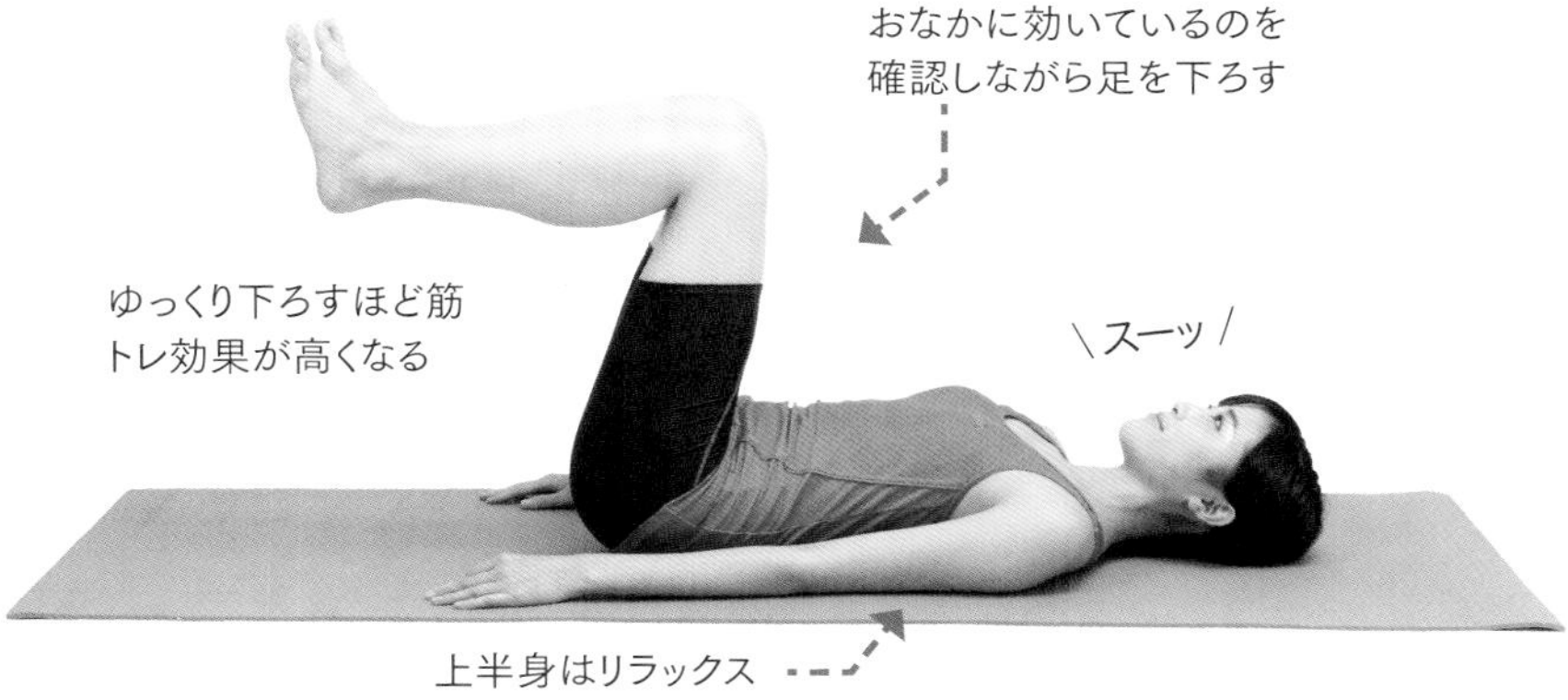

おなかに効いているのを確認しながら足を下ろす
ゆっくり下ろすほど筋トレ効果が高くなる
＼スーッ／
上半身はリラックス

目標

10回×2セット

※きついときは、まず5回×2セットを目標に始めましょう。

うれしいリセット効果

ぽっこりおなかを解消

レッグレイズでおなかの筋肉を鍛え直すと、ぽっこりおなかの解消につながります。おなかが出てくるのは、腹筋が衰えてしまっているからでもあります。

ヒップアダクション

～横になったまま、内太ももを強化する～

1 横向きに寝て、上側の足を前に出す

足を伸ばして横向きに寝て、上側の足のひざを曲げて前に出します。下側の手を腕枕にして頭を乗せましょう。

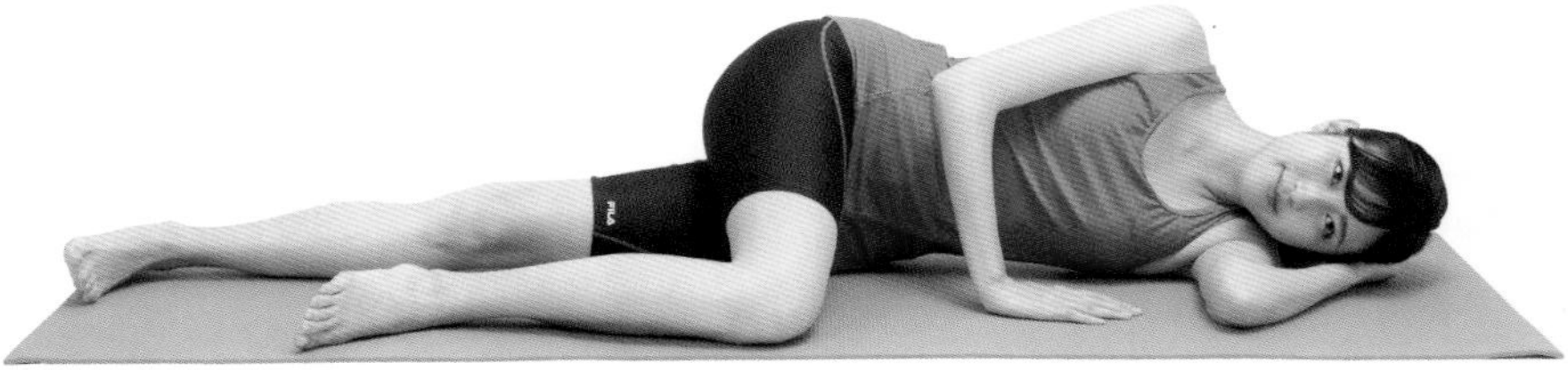

2 下側の足を上げ下げする

下側の足をゆっくり持ち上げて、下ろします。10回くり返しましょう。反対側の足も同じように行います。

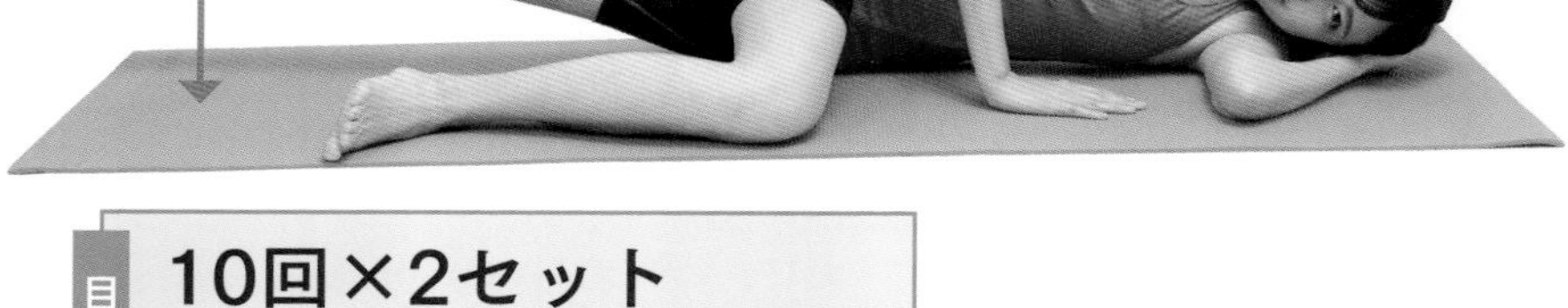
つま先は前を
向ける
ひざは伸ばしたまま
上げ下げする
自然な呼吸で

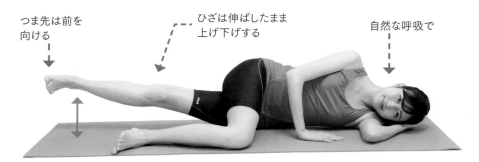

目標 **10回×2セット**

※息を止めず、呼吸をしながら行いましょう。

ドローイン

～おなかをへこませたまま呼吸するだけ～

1 あおむけになり、両ひざを立てる

床の上にあおむけになり、両ひざを立て、手はおなかの上に置きます。

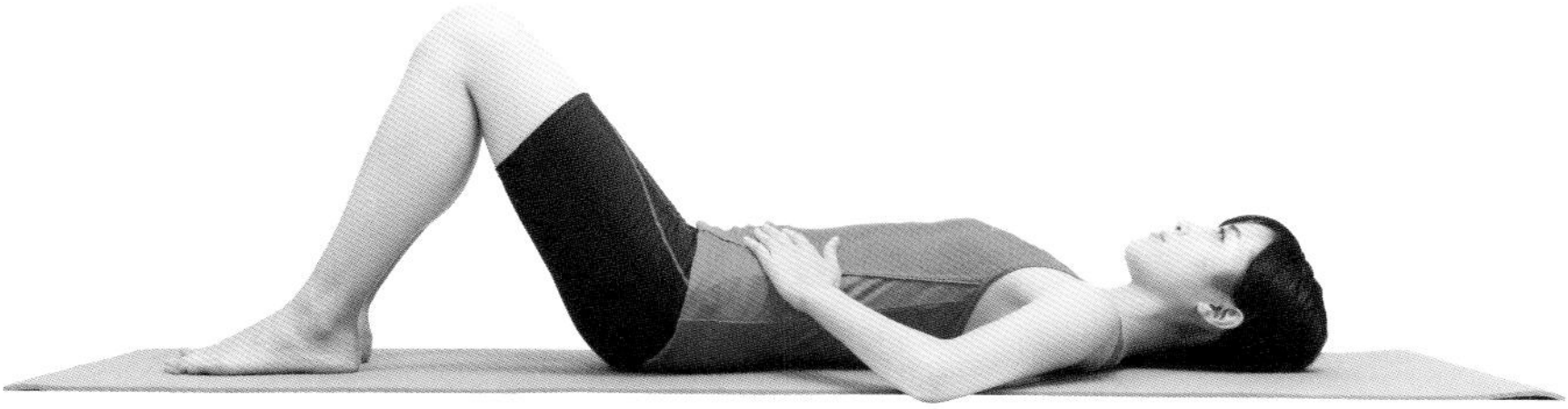

2 おなかをへこませ、浅い呼吸を20秒

息を吐ききっておなかをへこませ、その状態をキープしながら、約20秒間、浅い呼吸をくり返しましょう。

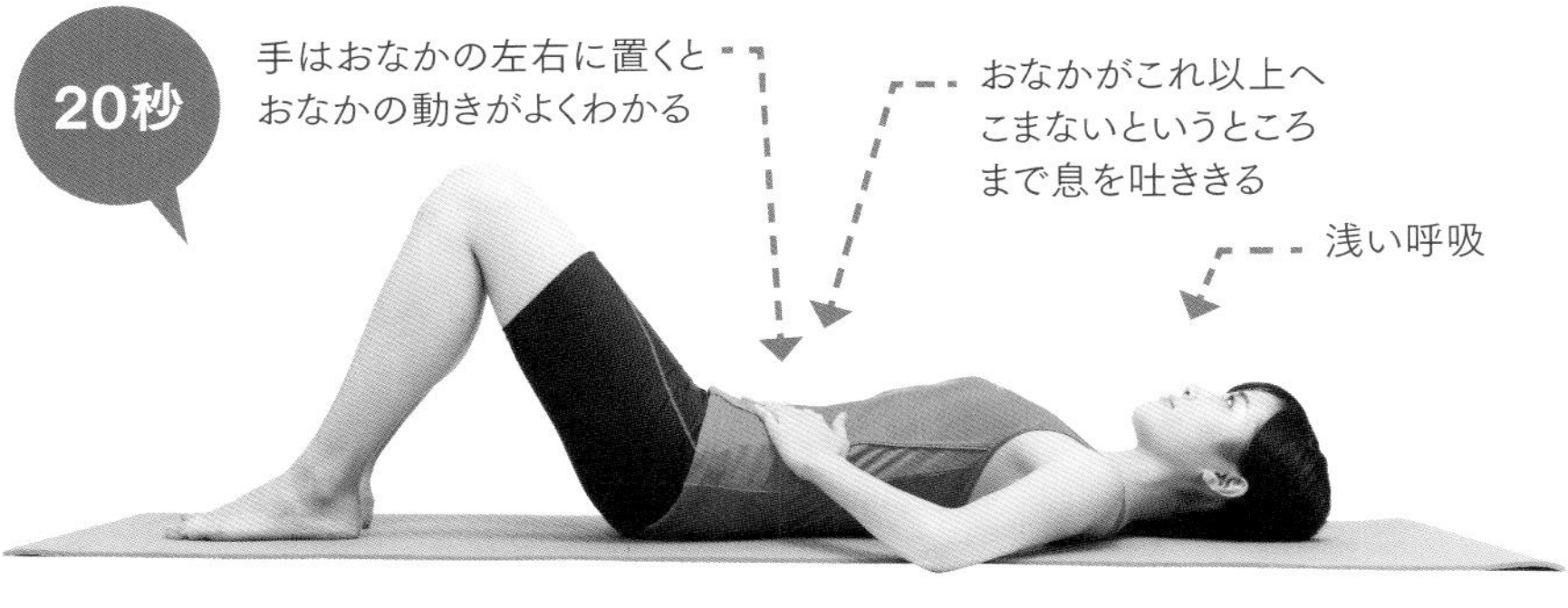
20秒
手はおなかの左右に置くと
おなかの動きがよくわかる
おなかがこれ以上へ
こまないというところ
まで息を吐ききる
浅い呼吸

目標

20秒×3セット

※最初の目標は1セット。徐々にセット数を増やしましょう。

その場足踏み①

～自宅にいながらウォーキングと同じ効果～

1 まっすぐに立つ

背すじを伸ばしてまっすぐに立ち、
手は横に伸ばして力を抜きましょう。

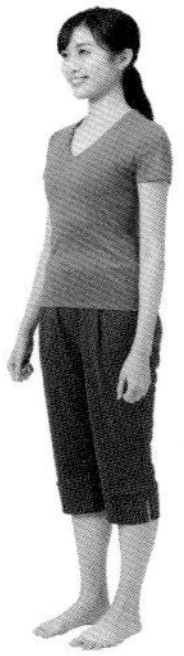

2 その場で足踏みする

太ももをゆっくりと高く上げ、腕を大きく振りながら、その場で足踏み。3～5分続けましょう。

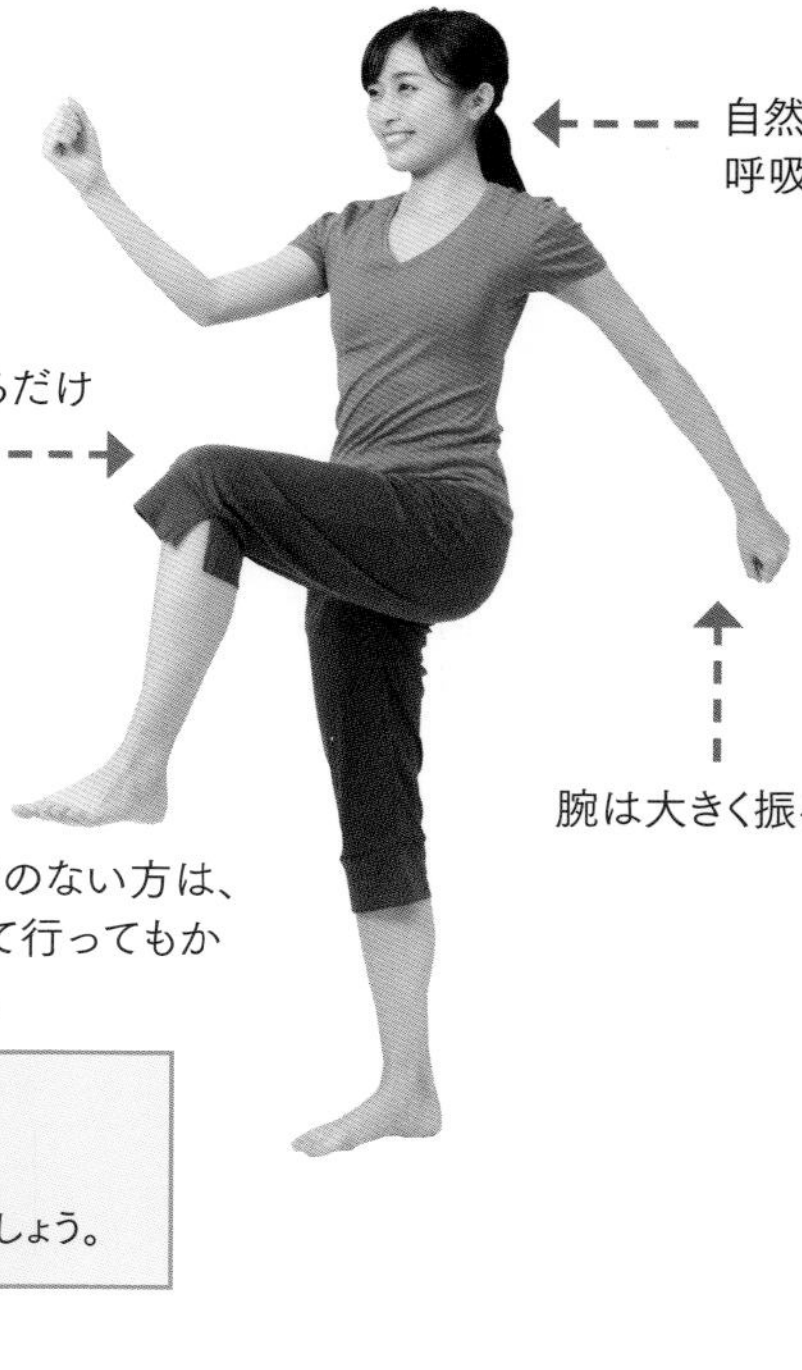
自然な呼吸で
太ももはできるだけ高く上げる
腕は大きく振る

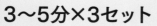

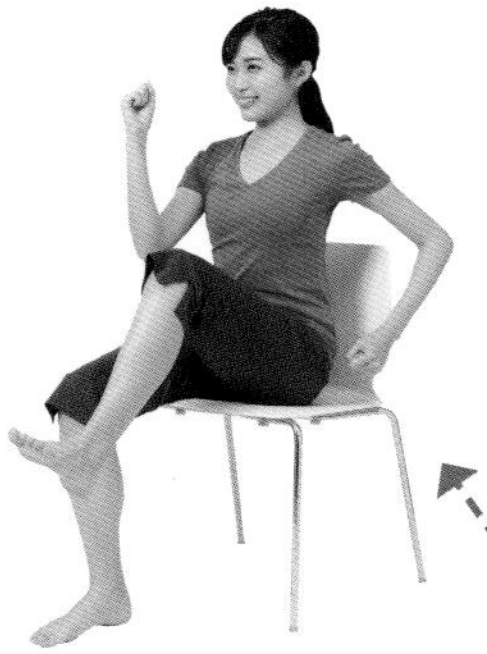

足腰に自信のない方は、イスに座って行ってもかまいません。

目標

3～5分×3セット

※続けて3セットではなく、1日3セットをめざしましょう。

その場足踏み②

～その場で足踏みしながら手をぶらぶら～

1 その場で足踏みしながら手をぶらぶら

その場で足踏みしながら、両手をぶらぶらさせます。30秒～1分続けましょう。

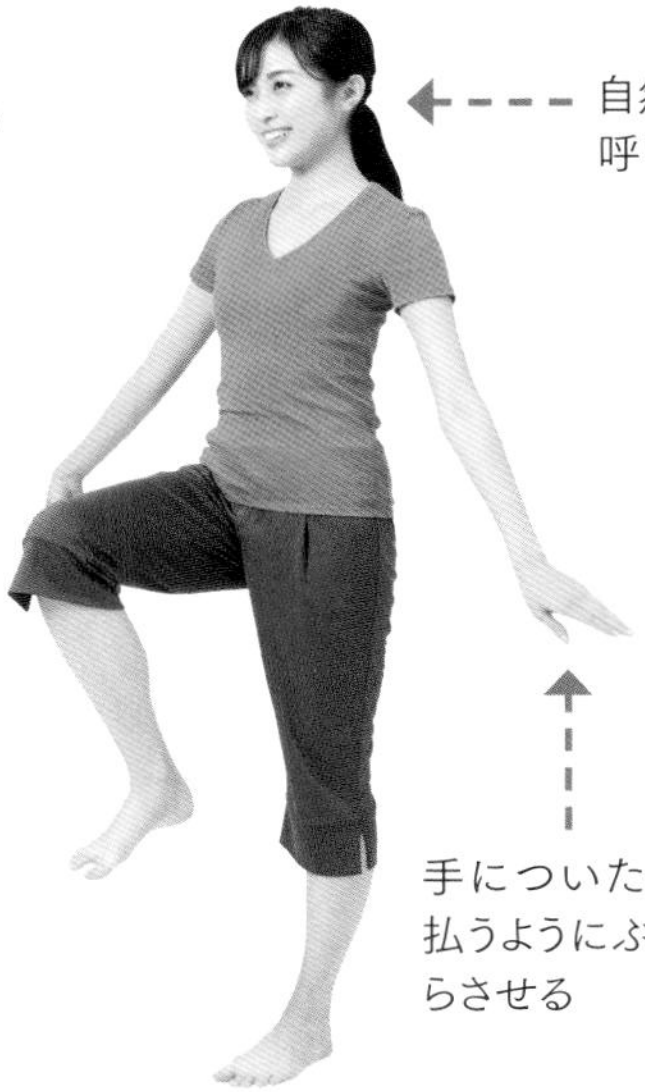
自然な
呼吸で
太ももはできるだけ
高く上げる
手についた水を
払うようにぶらぶ
らさせる

2 静止してじっとする

足踏みが終わったら、腕を下ろし、肩の力を抜きます。10秒間くらい手に残る感覚を味わいましょう。

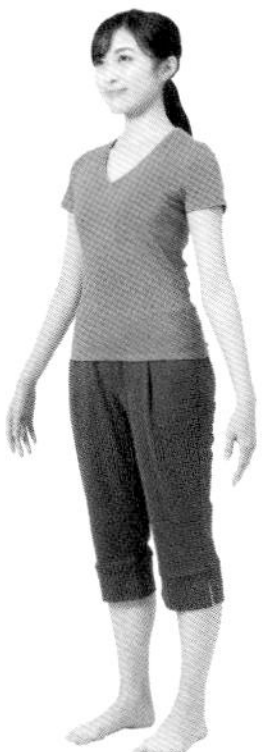

目標 1分×3セット

※軽度な運動なので、セット数を増やしてもかまいません。

尿酸値リセット　尿酸値低下体質をつくる

いつでもストレッチ

～イスさえあればどこでもリラックスできる～

- 反動をつけず、ゆっくり筋肉を伸ばしましょう。
- 筋肉を伸ばした状態を20～30秒間キープしましょう。
- 1種目1回だけでもかまいませんし、多種目多数回行ってもOK。
- 目的はリラックスすること。痛みのない範囲で伸ばすことです。

1

腕を上げて反対側に体を傾け、体の横側を伸ばします。

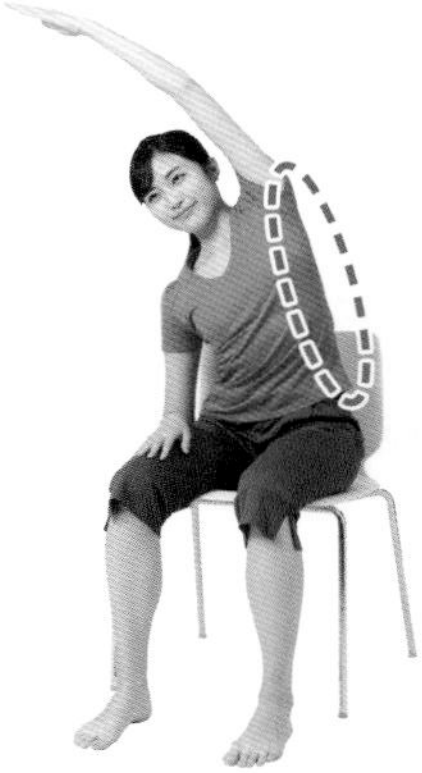

2

片方の手を引っぱりながら、逆側に頭を倒し、首を伸ばします。

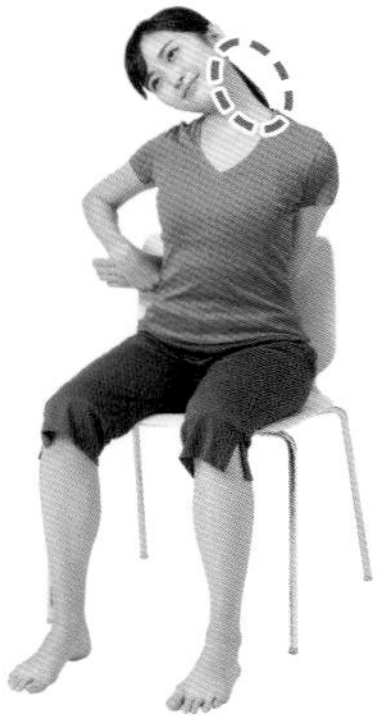

3

両手を後ろで組んで、胸を張ります。

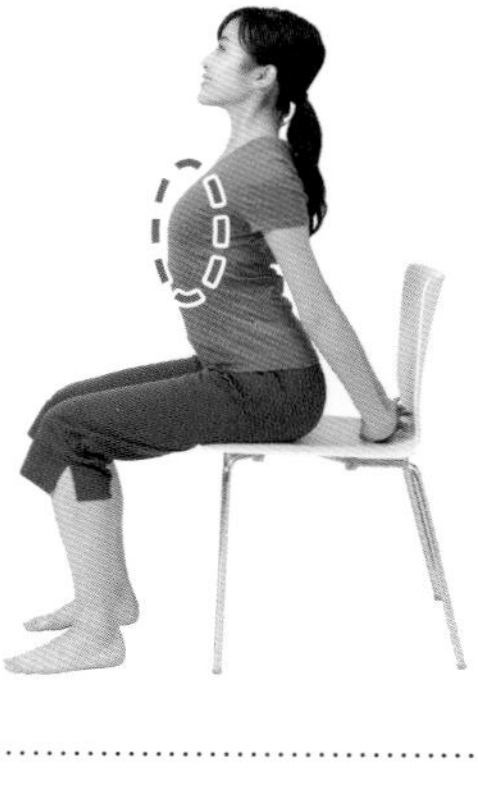

4

両手を組んで前に伸ばし、背中を伸ばします。

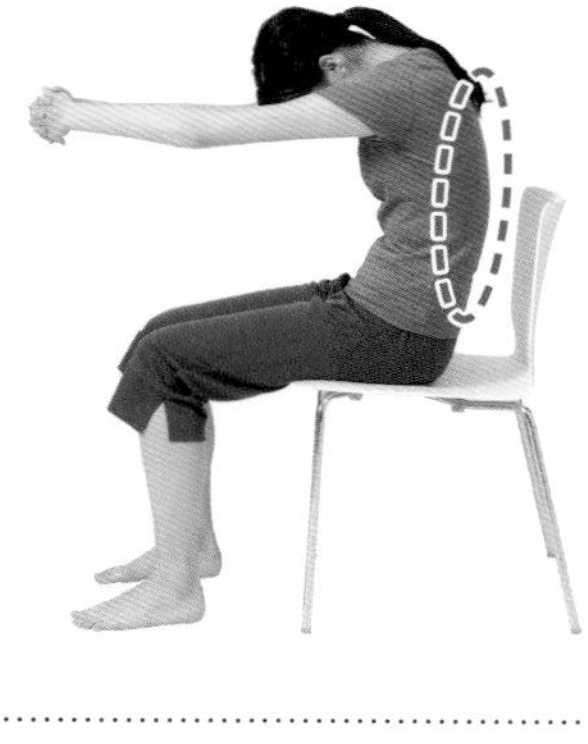

5

前に出した腕を反対の腕で胸に引き寄せ、肩を伸ばします。

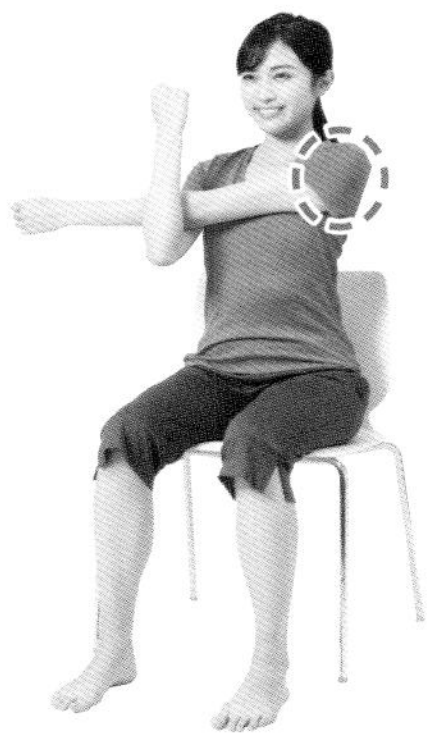

6

両腕を上げ、片方の手で、もう片方の腕のひじを引っぱり、腕の筋肉を伸ばします。

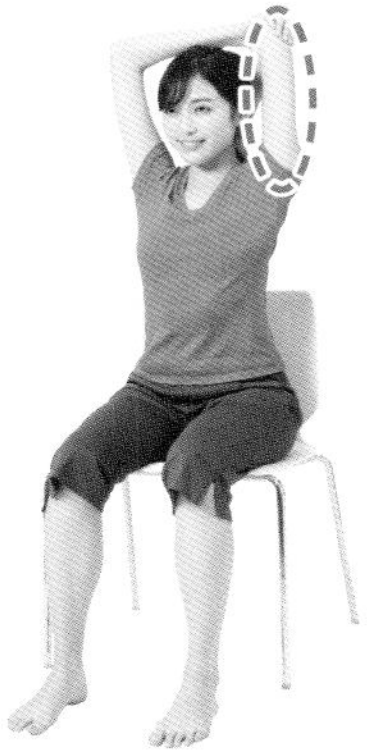

7

片方の足を伸ばして、その足の方向に上体を倒し、足の裏側を伸ばします。

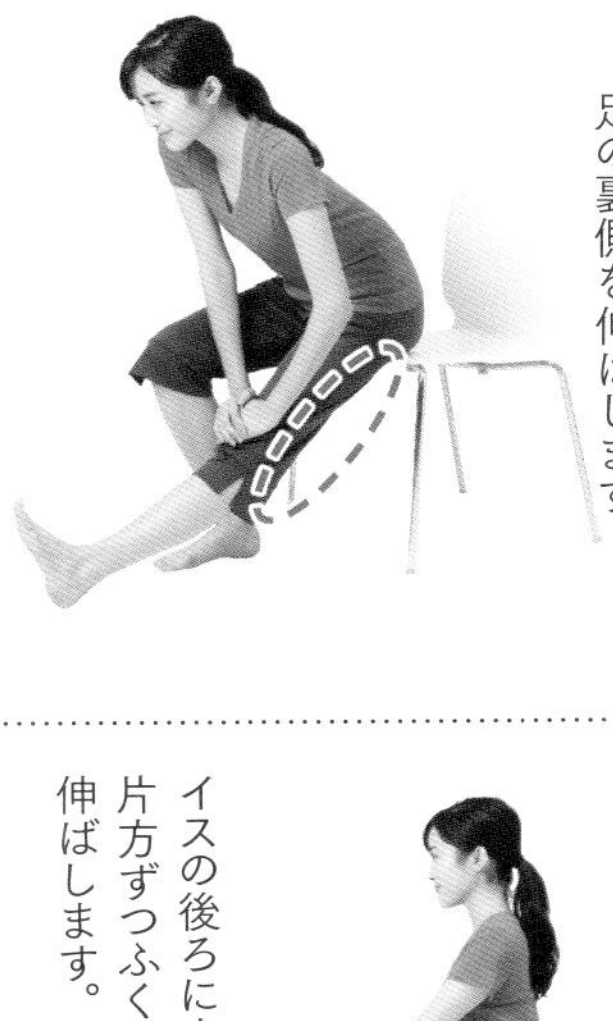

8

片方の足をもう片方のひざに乗せ、両手で足首を持って引き寄せ、お尻を伸ばします。

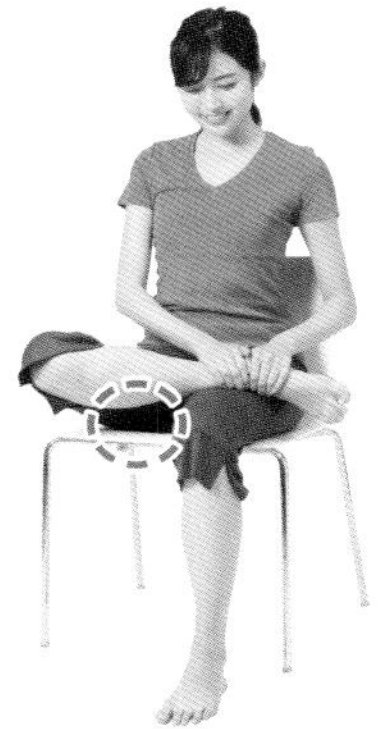

9

イスの後ろに立って、片方ずつふくらはぎを伸ばします。

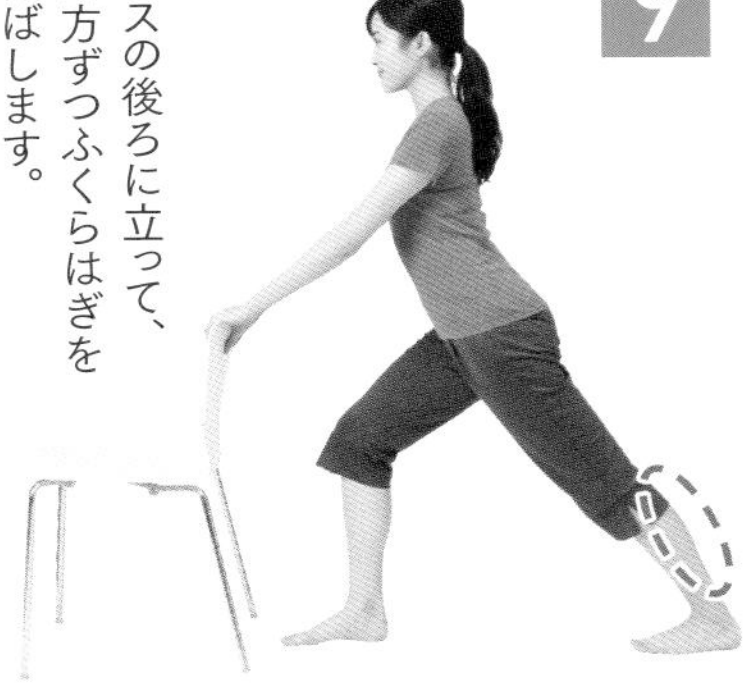

10

イスの背を握って立ち、片方の足を持ってお尻に引き寄せ、太ももの前側を伸ばします。

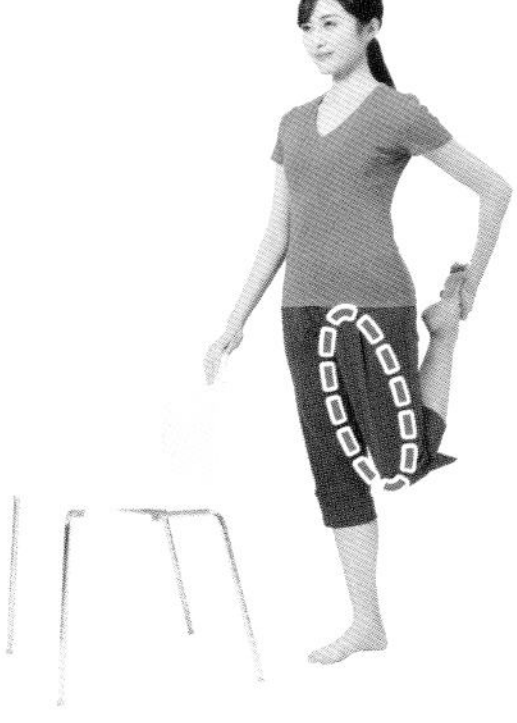

「尿酸値リセット」で気をつけるのは絶対に無理をしないこと

尿酸値リセットはいかがでしたでしょうか？

尿酸値を下げるためには「ゆるーい運動」ということもあって、想像以上に簡単な動作が多く驚いたかもしれません。しかし、体重3％減をめざした運動は、これで十分です。**肝心なのは続けること**なのです。

ただし、簡単な動きとはいえ、体を動かしているときに違和感があったり、痛みを感じることがあるかもしれません。そのときは動作を中断し、かかりつけの医師や専門医に相談するようにしてください。

運動できない状態になると、逆に内臓脂肪が増える原因をつくってしまうことになります。**尿酸値リセットは、やせることが目的ではなく、尿酸値を下げることを目的とした運動**です。決して無理をしないようにしてください。

無理しないから長続きできる、いつでもどこでもできる 尿酸値以外の健康効果も！「尿酸値リセット」体験者の声！

Case 01 Y.A 49歳・男性

8.2mg→7.0mg

体重がマイナス4kg！おなか周りがスッキリして尿酸値減少

35歳くらいから尿酸値が7mgを超えて、気になりつつも放置していました。すると昨年の検診で初めての8mg超！これはまずいと思って、夜の晩酌《ばんしゃく》を控えて、プリン体が多い食材はさけてきました。しかし、尿酸値は8mgを超えたまま。そこで「尿酸値リセット」に挑戦することに。毎日4種の運動を行うようにしたところ、徐々に体重が減っていき、**3カ月で4kg減**。おなかまわりがスッキリしてきたのが実感できました。尿酸値はまだ7mgですが今後も続けて、6mg台を目標に頑張ります。

Case 02 S.S 58歳・男性

8.4mg→6.9mg

ストレス太りから尿酸値が上昇 生活習慣も変えて、基準値内に

コロナ禍《か》の運動不足とストレスによる過食で、半年で7kg太ってしまいました。尿酸値も過去最高の8・4mgに。まずは「尿酸値リセット新生活術」から実践。毎日体重を量り、加糖のコーヒーは無糖に。水を積極的に飲んで、なるべくストレスがかからない生活を意識しました。その後、筋トレとストレッチを中心に行うと徐々に**体重が減り、尿酸値は6・9mgに。**尿酸値はリバウンドすることも多いらしいので、今後も「尿酸値リセット」で、現在の尿酸値を維持していきたいと思います。

Case 03
K.H
64歳・男性

8.2mg→6.7mg

20年以上放置していた高尿酸値。体重と一緒に尿酸値も徐々に減少

若いころからビールが大好きで、プリン体が多いといわれる食べ物もたくさん食べてきました。尿酸値はここ20年くらいずっと基準値以上でしたが、自覚症状もないのでそのままの生活を送ってきました。ただ、去年から足のつけ根がズキズキうずくようになり、熱を帯びるようになりました。うずきなどが落ち着いたタイミングで「尿酸値リセット」を開始。「尿酸値リセット呼吸」「尿酸値リセット筋トレ」を中心に行って、**5ヵ月で体重88kgが79kgに。尿酸値も6mg台に**なりました。

Case 04
S.A
72歳・女性

7.2mg→6.5mg

高血圧と高尿酸血症。2つの悩みを「尿酸値リセット」で改善

血圧が高くて受診したら、尿酸値も高いことがわかり、高血圧対策と高尿酸値対策のため「尿酸値リセット」を始めました。

血圧から徐々に下がりはじめ血圧が**半年で152／119から118／80**と基準値内に。激しい運動はできないので、「尿酸値リセット足踏み」と「尿酸値リセットストレッチ」を自宅ですきま時間に実践しました。続けていると体力がついてきたのか、**階段の上り下りがらくに**なってきて、買い物や散歩など外出するのが楽しくなってきました。

第4章

頑張りすぎないのが正解！尿酸値リセット新生活術

短期間での極端なダイエットは、逆に尿酸値を上げる

尿酸値が高くなったのは、内臓脂肪が蓄積するような生活を送ってきたからです。それは、高尿酸血症が生活習慣病といわれることでもわかると思います。

その生活を変える1つの方法が、本書で紹介した「尿酸値リセット」です。内臓脂肪を落として、尿酸値を下げることを目的として運動を続けることで、尿酸値はゆるやかに下がっていくことになります。

この章では、運動以外で尿酸値を下げることにつながる生活スタイルを紹介していくことにしましょう。題して、「尿酸値リセット新生活術」です。


内臓脂肪が減ると尿酸値は下がる。そのために体重を落とす。

これは、尿酸値リセットの前提になることですが、体重を落とせば尿酸値が下がるということだけに着目して、急激にやせるために極端なカロリー制限に取り組む人が

います。

極端なダイエットは、逆に尿酸値を上げることにつながるので、決して行わないようにしましょう。急激にやせるように**食事を制限すると、エネルギー源が不足するため、糖分だけでなく、たんぱく質や脂肪も使われることに**なります。

これは、**激しい運動をしているときと同じことに**なります。

激しい運動をしているときはエネルギーを早くつくらなければならなくなるため、ＡＴＰの再合成（44ページ参照）がまにあわなくなりますが、極端な食事制限をすると、いろいろなところからエネルギー源をかき集めてこなければならなくなるため、やはりＡＴＰの再合成がまにあわなくなります。

つまり、**短期間のカロリー制限は、ＡＤＰがＡＴＰに戻れなくなって分解が進んでプリン体が生まれ、尿酸が増えてしまうことになる**のです。

そんなに頑張らなくても、尿酸値を下げるためだけなら、尿酸値リセットで十分です。内臓脂肪は落ちにくいというイメージがあるようですが、皮下脂肪と比べると、内臓脂肪はつきやすくて落ちやすい脂肪なのです。

適度なビールはOK！プリン体の過度な我慢はストレスになる

尿酸値を下げるために、とにかくプリン体を含んでいる食品をとらないようにしましょう。そんなことをいわれている時代がありました。しかし、プリン体の約8割が体の中でつくられることがわかってきてから、「痛風になりたくなければプリン体をとるな」というメッセージは、トーンダウンしてきています。

プリン体をとるなといわれても、実のところ、私たちの食べているもののほとんどにプリン体は含まれています。**プリン体は、うま味成分の一つ。**ですから、プリン体が多く含まれているといわれる、あん肝やレバー、魚介類や肉類はコクがあってうまいのです。ビールがなかなかやめられないのも、うまいからだと思います。

食べ物から取り込むプリン体は、体内にあるプリン体の約2割に過ぎないといって

食品中のプリン体の含有量の目安

プリン体を多く含む日常食品（1人前の分量）	プリン体量（mg）
牛肉ヒレステーキ（200g）	196.7
あじの干物（80g）	186.7
豚ロースステーキ（200g）	181.8
かつお切身（80g）	169.1
くるまエビ（4本 80g）	156.2
鶏ささみ（80g）	127.1
まぐろ（80g）	126.0
さんま（100g）	123.9
まだこ（200g）	110.0

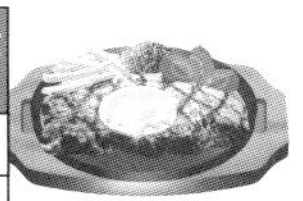

プリン体の少ない日常食品（1人前の分量）	プリン体量（mg）
干ししいたけ（5個 10g）	38.0
ウインナーソーセージ（80g）	36.5
大　豆（20g）	34.5
精白米（65g）	16.8
プロセスチーズ（25g）	1.43
鶏　卵（50g）	0.00

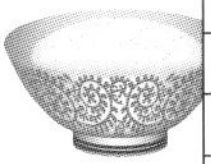

お酒の種類	プリン体量（mg）
ビール（中びん1本 500ml）	25.6
日本酒（一合 180ml）	2.2
ワイン（2杯 240ml）	0.94
ウイスキー（ダブル 1杯 60ml）	0.07
焼　酎（25%100ml）	0.03

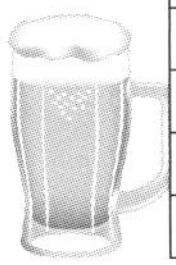

※参考：女子栄養大学出版部「五訂増補食品成分表」

も、もちろんとりすぎはよくありません。プリン体を多く含む食品を毎日大量に食べつづけると、さすがに尿酸値に影響が出てくるようになります。

高尿酸血症の食事療法では、1日のプリン体の摂取量を400mg以下に抑えることが推奨されています。

ちなみに、アルコールの中でプリン体を含む量が圧倒的に多いとされるビールですが、肉や魚などと比べるとそれほど多くはありません。ただし、毎日は要注意です。個人差はありますがビールを1缶（350㎖）毎日飲みつづけると、6年間に尿酸値が0・5~1・0上昇するという報告があります。

ステーキを食べるならサラダも食べる。尿が酸性に傾かない食事ならOK

ビールよりもプリン体が多く含まれるのが、牛肉のヒレステーキや豚肉のロースステーキなどの肉類です。プリン体が多くてもたまに食べたくなるものです。そういうときは、たっぷりのサラダもいっしょに食べるようにしましょう。

肉類を食べる場合、尿酸値の視点から問題なのは、プリン体より尿の酸性化です。**高尿酸血症の人が注意したいのは、尿の酸性度（pH／ペーハー）**です。健康な人の尿は、だいたいpH6・0前後の弱酸性に保たれています。しかし、尿酸値が高い人は酸性に傾きがちで、高尿酸血症の人はpH5・5以下になることもあります。そうなると**尿が酸性に傾き、尿酸が尿に溶けにくくなり、結晶化しやすくなり、そのため、尿路結石もできやすくなります。**

尿をアルカリ化する食品と酸性化する食品

尿をアルカリ化する食品	アルカリ度	酸度	尿を酸性化する食品
ひじき・わかめ・こんぶ	高	高	卵・豚肉・さば
干ししいたけ・大豆			牛肉・あおやぎ・あさり
ほうれんそう・ごぼう			とり肉・かつお・ほたてがい
さつまいも・にんじん			精白米・ぶり・まぐろ
バナナ・さといも			さんま・あじ・かます
キャベツ・メロン			いわし・かれい
だいこん・かぶ・なす			穴子・しばエビ
じゃがいも・グレープフルーツ			
アスパラガス	低	低	さわら・大正エビ

尿を酸性化しやすい食品は、肉類のほかには、魚やアルコールなど。

ですから、**酸性化しやすいものを食べたり、飲んだりするときは、意識して、尿をアルカリ化する食品をとって中性に近づける必要がある**のです。尿が中性化すると、尿酸は尿に溶けやすくなります。

しっかり体の外に排出されるということです。

つけ合わせの野菜を食べずにステーキやとんかつだけを食べるとか、ひたすらアルコールを飲みつづけるなどの行為は慎むようにしましょう。あとから激痛に襲われるのは、あなた自身です。

果糖のとりすぎは危ない！ 特にソフトドリンクのブドウ糖果糖液糖は注意

尿酸値を上げる原因として、最近注目されているのが糖類の一種、果糖です。糖類は分子の数で分類されていて、１つの分子からなる単糖類、２つの分子が結合している二糖類、３つ以上の分子からなる多糖類になります。果糖はブドウ糖と並ぶ単糖類。二糖類には砂糖や麦芽糖、多糖類にはオリゴ糖などがあります。単糖類の特徴は、分子構造的にそれ以上分解されないため、素早く吸収されるところです。

ただし、果糖とブドウ糖とでは行き先が異なります。**ブドウ糖は血中に運ばれてエネルギー源として使われますが、果糖はほとんどが肝臓に運ばれて代謝される**ことになります。実は、このときに大量に消費されるのが、ここまで何度も登場してきたＡＴＰなのです。

ＡＴＰが大量に、しかも一気に消費されると、激しい運動をしたときのようにＡＴ

砂糖入りのソフトドリンクを飲むほど痛風リスクが高くなる

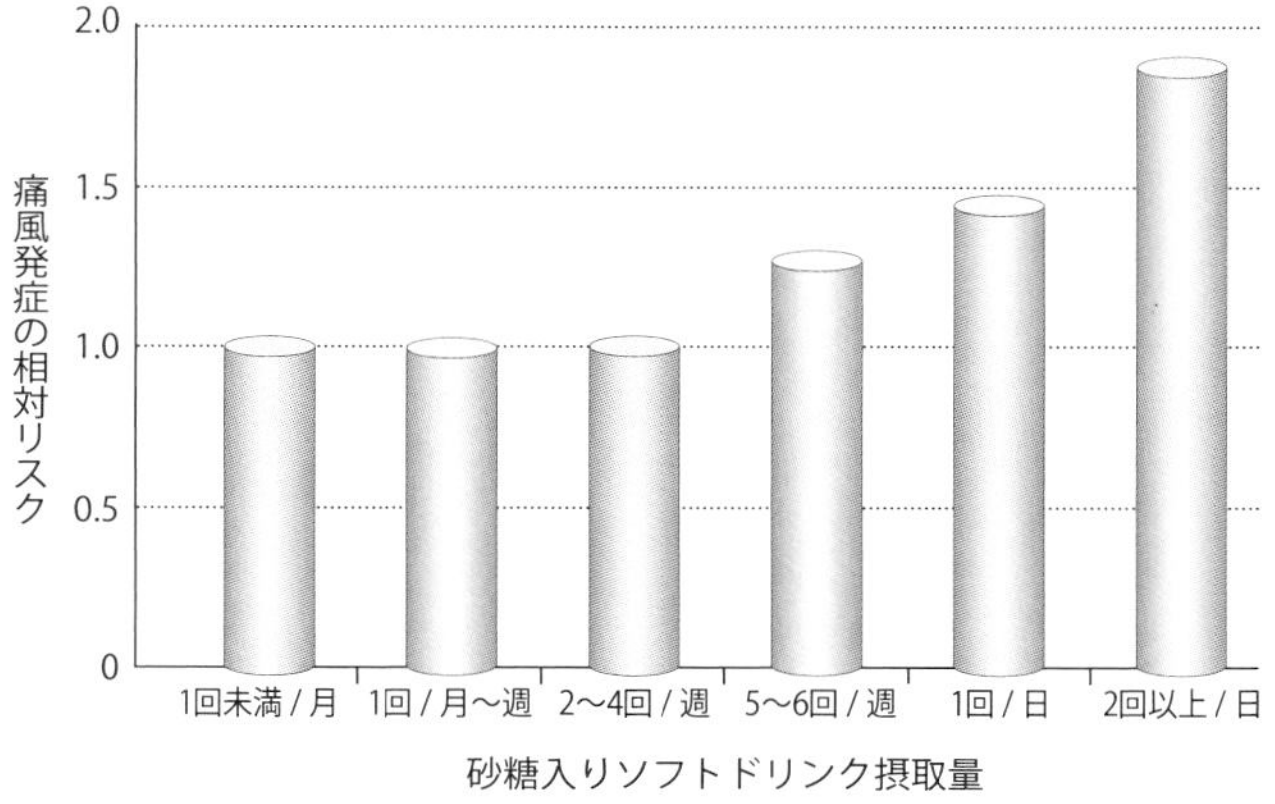
痛風発症の相対リスク
2.0
1.5
1.0
0.5
0
1回未満 / 月
1回 / 月〜週
2〜4回 / 週
5〜6回 / 週
1回 / 日
2回以上 / 日
砂糖入りソフトドリンク摂取量

※出典：BMJ.2008;336:309-312.

Ｐの再合成がまにあわず、分解が進み、プリン体から尿酸がつくられることになります。つまり、**果糖のとりすぎは、尿酸値を上げることにつながる**のです。その**影響は、食べ物からプリン体を取り込むより大きい**といわれています。

さらに果糖で注意しなければならないのは、果糖は果物に含まれている成分ですが、「ブドウ糖果糖液糖」や「果糖ブドウ糖液糖」などに形を変えて、清涼飲料水やお菓子に大量に含まれています。アメリカの研究によると、砂糖入りのソフトドリンクの摂取量が多いほど、痛風発症のリスクが高くなるという報告があります。

1日4～5杯のコーヒーを飲むと痛風発作のリスクが下がる

砂糖や果糖が入っているソフトドリンクはおすすめできませんが、おすすめできるのが砂糖が入っていないコーヒーです。

アメリカでの研究によると、**コーヒー摂取量が多いほど、痛風の発症リスクが低くなる**という結果が出ています。1日にコーヒーを6杯以上飲む人の痛風発症のリスクは、全くコーヒーを飲まない人に比べて半分以下といいます。

また、コーヒー豆の香り成分に、尿酸値の上昇を抑える効果があったという研究もあります。実験用マウスを使った実験によると、コーヒーの独特の香りのもととなる成分に、プリン体を尿酸に変える酵素の活性を妨げる働きがあるのではないかと考えられています。

ただし、その効果は焙煎《ばいせん》後の時間によって減少することがわかっていて、コーヒー

痛風リスクを下げたいならコーヒーは1日4杯以上

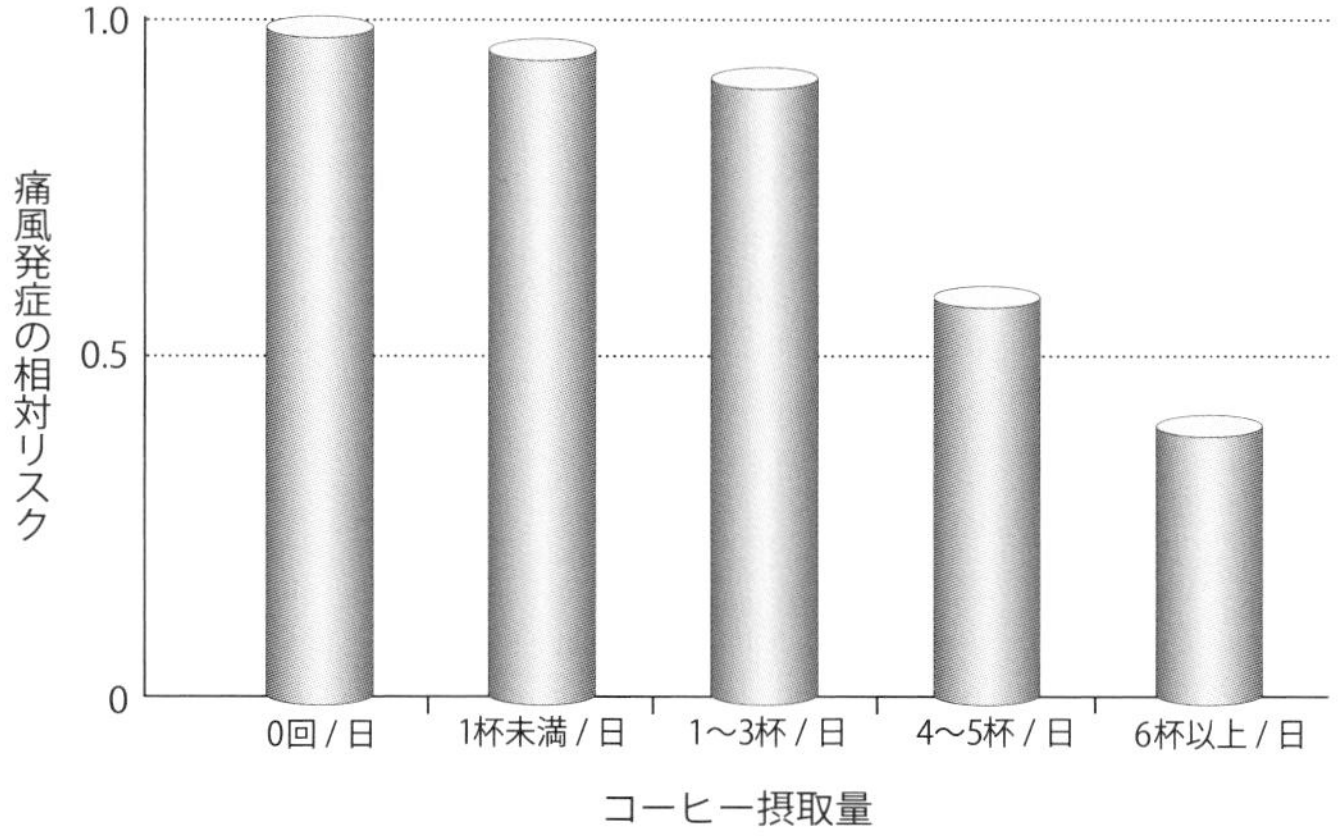

※出典：Arthritis Rheum.2007;56:2049-2055.

を飲めば効果があるということではないようです。

コーヒーには尿酸値にかぎらず、さまざまな健康効果があることがわかってきています。例えば、コーヒーには2型糖尿病を予防する効果があるといわれています。日本人の約5万6000人を対象とした研究では、コーヒーを1日に3〜4杯飲む人は、ほとんど飲まない人に比べて、2型糖尿病の発症リスクが男性で17%、女性で38%低下することがわかりました。このほかにも、コーヒーが血糖や血圧などに影響することもわかってきています。コーヒーは、驚くほど健康的な飲み物なのかもしれません。

朝・昼・晩の1杯の水が尿酸排出体質をつくる

尿酸値が上がる原因の約9割に絡んでいるのが、尿酸をうまく外に排出できなくなることです。尿酸をできるだけ多く排出するために、尿酸値の高い人が心がけておきたいのが、水分をたくさんとる習慣です。

水をたくさん飲んで尿の量が増えると、尿酸の排泄《はいせつ》量も増えます。

逆に、尿の量が少なくなると、尿酸の排泄量が減るだけでなく、尿酸が尿中に溶けにくくなって結晶化し、尿路結石ができやすくなります。

それではどれくらいの量を飲めばいいのでしょうか？

健康な人の1日の尿量は平均1000～1500㎖、要するに食事以外に1日1000～1500㎖の水分が必要になります。

尿酸値が7・0㎎を超えている人の場合は、尿中の尿酸濃度を低くしたいので、水分量はできれば1日2000㎖は維持したいところです。そうなると、1日に最低でも2000㎖、腎臓《じんぞう》や心臓に問題がなければという条件はつきますが、2500㎖をとるのが理想です。

最低でも2000㎖とりたいのは、飲んだ量すべてが尿として排泄されるわけではないからです。特に大量に汗をかく夏や運動をするときなどは、それ以上の水分をとる必要があります。

ただし、**飲むのは水、もしくはお茶などの無糖の飲み物**にしましょう。

お酒好きの人は「水分補給だから」などといってアルコールを飲む人もいますが、アルコールには尿酸をつくるのを促進し、排泄を妨げる作用があるので、水と同じ効果は全く得られません。

2000㎖というと500㎖のペットボトル4本分になります。一気に飲むのは大変ですし、飲むのを忘れても効果が薄れるので、まずは朝、昼、晩に1杯の水を飲むのを習慣にすることから始めましょう。夜間の睡眠時は、水分をとれず発汗もして、起床時の濃い尿をもたらすので寝る前の1杯の水は特に重要です。

朝1杯の牛乳から痛風対策は始まる！

食べ物から取り込むプリン体は約2割だからといって、プリン体が多く含まれる肉類や魚類ばかり食べると、さすがに尿酸値を上げることにつながります。

そこで、たんぱく源として積極的にとりたいのが牛乳、チーズ、ヨーグルトなどの乳製品です。**乳製品はプリン体が少ないうえに、尿酸値を低下させる効果が期待できる**からです。

乳製品に含まれるカゼインというたんぱく質は、尿酸を外に出すことを促進すると考えられています。

日本の研究では、牛乳を飲んだ後に尿酸排泄《はいせつ》率が高まっていることが確認されました。また、ニュージーランドの研究では、牛乳を飲んだ後の尿酸値を60分後、120分後、180分後に分けて測ったところ、いずれも尿酸値が下がったという報告があ

乳製品をとると痛風リスクが下がる

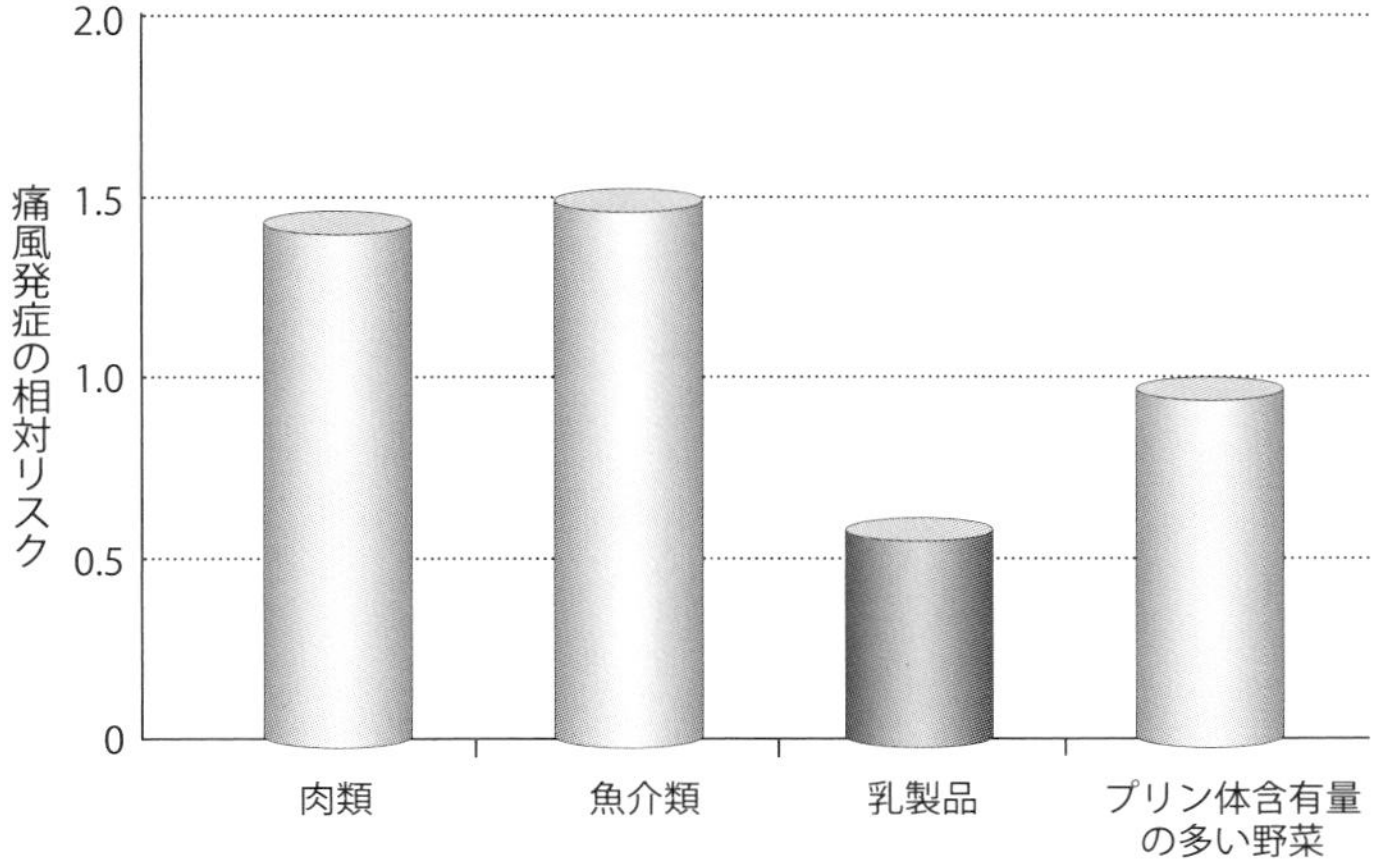

※出典：N Engl J Med.2004;350:1093-1103.

ります。

さらにいえば、アメリカでの４万７１５０人を対象とした研究では、乳製品をとることが多い人は、摂取量が少ない人と比べて、痛風発症のリスクが約４割低いという結果も出ています。

高尿酸血症の人は、乳糖を分解する酵素が不足している乳糖不耐症で牛乳を飲むのが苦手でなければ、朝から牛乳１杯を飲む習慣を始めてみてはいかがでしょうか？　どうしても飲めないときは、毎朝ヨーグルトを食べることをおすすめします。

豆腐や納豆、卵、緑黄色野菜……痛風改善食材を意識せよ！

尿酸値が高い人のための食生活をまとめると次のようになります。

①急激なカロリー制限をしない
②プリン体は食べすぎない程度に気をつける
③尿が酸性化しやすいものを食べるときは、アルカリ化する食べものもとる
④果糖はとりすぎないようにする
⑤コーヒーを飲むようにする
⑥1日2000㎖の水分をとる
⑦牛乳やヨーグルトなどの乳製品をとる

何より尿酸値を下げる食事で大切なことは、生活習慣病を予防する食事と同じようにバランスのよい食事を心がけることです。ただし、このすべてを厳格に行う必要は

ありません。それが次の項でお話するストレスの話になっては意味がありません。できることから少しずつ試してみてください。

バランスのよい食事とは、三大栄養素である炭水化物、たんぱく質、脂質に加えて、ビタミン、ミネラル、食物繊維を過不足なくとれることです。丼物《どんぶりもの》などの一品料理よりは、定食のように主食と主菜、副菜、汁物と食卓に数品並ぶほうが比較的バランスの取れた食事になります。

尿酸値が高い人や肥満の人は、肉類や天ぷらや揚げ物などの脂質が多すぎたり、野菜が少なすぎたりすることがあるので、できるだけ栄養が偏らないことを意識するのも大切です。

特に野菜は多めにとるようにしましょう。**キャベツや白菜などの淡色野菜だけでなく、トマトやにんじん、ピーマンなどの緑黄色野菜もとることが肝心**です。高尿酸血症の人の1日のプリン体摂取量の目安は400mgなので、3食のうち1食でも海藻類や野菜、納豆や豆腐などの大豆製品、それから卵などのプリン体が少なめの食材を中心とした食事にするのもいいでしょう。

あまりめんどうにならない程度に、自分の食事を見直してみましょう。

ストレスに大切なのは、交感神経と副交感神経のバランス

高尿酸血症でも痛風の発作を起こすのは、約1割です。しかし、関節に尿酸の結晶が沈着しているため、いつ激痛に襲われても不思議ではありません。発作が起きるきっかけになりやすいことはいくつかあるようです。

例えば、激しい運動をしたときや長時間歩いたとき、長時間サウナに入ったり、蒸し暑い中で運動したりして大量の汗をかいたとき、宴会やパーティーなどで食べすぎたり、飲みすぎたりしたとき、それから忙しい仕事が続いたときや人間関係のトラブルに巻き込まれて強いストレスがかかったときなどです。また新しい靴に変えた日に発作を起こす人もいます。

特に注意したいのがストレスです。

運動や食事などは一過性のものなので、そのとき注意しておけば発作をさけること

ができる可能性がありますが、ストレスの場合は蓄積されていくもので、**知らないうちに負荷がかかり、ある日突然、発作につながる**こともあります。

ストレスそのものが尿酸値を上げたり、痛風を発症させたりするメカニズムは解明されているわけではありませんが、日ごろから注意しておきたいものです。

ストレス対処に必要なのは、先ほども話しましたが、自律神経の交感神経と副交感神経のバランスです。どちらかが優位になりすぎないように注意しましょう。

特に**ストレス過多の現代社会は、交感神経が優位になりがち**です。副交感神経を優位にしてリラックスしなければいけない休憩時間や睡眠のときまで、精神的に興奮しているときがあります。

そんなときは、ぬるめのお湯に入浴したり、音楽を聴いたり、香りを楽しんだりするように心がけましょう。また少量の飲酒も効果が期待できます。

「尿酸値リセット」で紹介した、横隔膜を刺激する腹式呼吸やながらでできるストレッチがおすすめです。１、２分で副交感神経を優位にすることができます。ぜひ試してみてください。

まずは尿酸値リセット生活。尿酸降下薬は最終手段とすべし

尿酸値にも、血糖値や血圧と同じように高くなっている数値を下げる薬はあります。しかし、薬を飲む前に、まずは本書で紹介してきた尿酸値を下げる「尿酸値リセット」や生活の改善に取り組むようにしましょう。

どれも厳格にルールを守らなければいけないとか、頑張らないとできないとかいうレベルではないと思います。それで、痛風を回避できるならいいと思いませんか。しかも、**尿酸値を下げることができれば、糖尿病や高血圧、脂質異常症などの生活習慣病のリスクまで抑えることができる**ようになります。

痛風の発作が出てしまったら、痛みを和らげるために薬の服用が必要になりますが、基本的には病気の解決にはなっていません。

なぜなら、溶けきれなくて沈着していた尿酸の結晶がはがれ落ちてきて発作が起き

ただけで、結晶そのものが消えてしまったわけではないからです。そのままにしていると、またはがれ落ちてくる可能性はあります。

痛風の恐怖から逃れるには、血液中の尿酸を少なくし、結晶化している尿酸を少しずつ溶かしていくしかないのです。

そのサポートをするのが、高尿酸血症の人に使われる尿酸降下薬です。

降下薬は、尿酸値が上がるしくみを抑制する2種類。1つは、尿酸をつくる酵素の働きを抑制するタイプ、もう1つは、尿酸を外に排出するのを促すタイプです。

また、痛風の発作を未然に防ぐ薬としては、古代ギリシャ時代から痛風薬として使われてきた「コルヒチン」という薬があります。痛風を経験されたことがある人は、ご存じの薬かもしれません。

いずれにしても、尿酸値を下げる薬は、あくまでも最終手段。まずは、「尿酸値リセット」やここで紹介した尿酸値を下げる生活に取り組みましょう。内臓脂肪を落とすことに成功すれば、尿酸値は徐々に下がってくることになります。

おわりに

痛風を発症しなくても、尿酸値が高い状態を放置していると、心筋梗塞《こうそく》、脳梗塞、慢性腎臓《じんぞう》病につながる可能性があります。

２０１９年に発表された国内の研究によると、３年間尿酸値を下げる薬を飲んだグループは、脳血管疾患《しっかん》、心不全、動脈硬化性疾患、腎障害などの発症やトータルの死亡リスクが約25％低くなったという報告があります。

また、約５万人の日本人を平均５・４年追跡した研究からは、尿酸値が８・５㎎を超えると、正常な人と比べて、腎不全による死亡率が８倍以上になるという結果も出ています。

健康診断で「高尿酸血症」と診断されて、すぐに頭に浮かぶのは痛風だと思います。でも、もっと怖いのはそのほかの生活習慣病のリスクなのです。

自覚症状が出ないからといって、ついつい放置しがちですが、健康寿命を延ばした

いなら、尿酸値を下げることです。

私が患者さんによく話すことは、「尿酸値は氷山の一角」ということです。たまたま、尿酸値に悪い数値が出ただけで、実は海に沈んでいるところでは、血糖値や血圧の上昇も、脂質異常も進んでいる可能性があります。

血糖値や血圧の数値が悪くなると、食事を改めたり、運動を始めたりする人が多いようですが、尿酸値も同じです。高尿酸血症も生活習慣病の1つですから、健康で長生きするには生活を改める必要があります。

早めに対応して、氷山そのものを小さくすることができれば、血糖も血圧も、悪くなることはありません。そのためにも、**尿酸値が高いと気づいたら、ちょっとやせること**です。内臓脂肪を落とせば、尿酸値を下げる薬、血圧を下げる薬、血糖値を下げる薬。この3つの薬を飲まなくていい生活になります。

東京慈恵会医科大学医学部名誉教授　細谷龍男

薬に頼らず痛風発作が防げる！

尿酸値リセット

2021年8月11日　第1刷発行

著　　者　細谷龍男

編 集 人　辺土名 悟
編　　集　わかさ出版
編集協力　洗川俊一
装　　丁　下村成子
本文デザイン　ドットスタジオ／G-clef
撮　　影　髙橋昌也（fort）
モ デ ル　中野優香
校　　正　東京出版サービスセンター／荒井よし子
発 行 人　山本周嗣
発 行 所　株式会社文響社
〒105-0001　東京都港区虎ノ門2丁目2－5
共同通信会館9階
ホームページ　https://bunkyosha.com
お問い合わせ　info@bunkyosha.com
印刷・製本　三松堂株式会社

ISBN 978-4-86651-406-2

本書は専門家の監修のもと安全性に配慮して編集していますが、本書の内容を実践して万が一体調が悪化する場合は、すぐに中止して医師にご相談ください。また、疾患の状態には個人差があり、本書の内容がすべての人に当てはまるわけではないことをご承知おきのうえご覧ください。